中小学人工智能系列丛书

更加快速，更加准确——智能医疗

GENGJIA KUAISU GENGJIA ZHUNQUE ZHINENGYILIAO

主编 姚 炜 王 铮

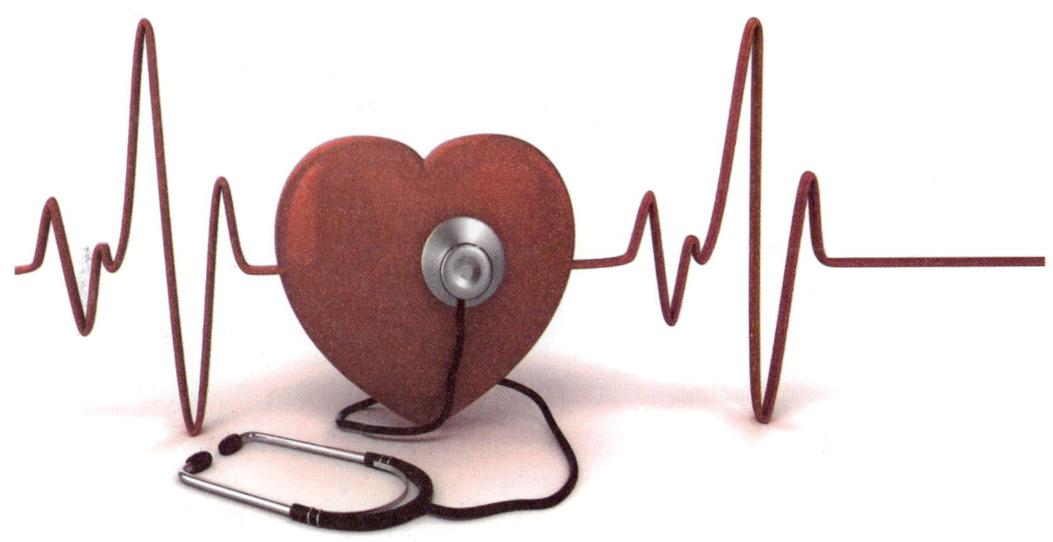

苏州大学出版社
Soochow University Press

图书在版编目(CIP)数据

更加快速,更加准确:智能医疗 / 姚炜,王铮主编
. —苏州:苏州大学出版社,2018.5 (2020.6重印)
(中小学人工智能系列丛书)
ISBN 978-7-5672-2418-6

Ⅰ.①更… Ⅱ.①姚… ②王… Ⅲ.①数字技术—应用—医院—管理—青少年读物 Ⅳ.①R197.324-49

中国版本图书馆 CIP 数据核字(2018)第 079404 号

更加快速,更加准确——智能医疗
姚 炜 王 铮 主编
责任编辑 张 凝

苏州大学出版社出版发行
(地址:苏州市十梓街 1 号 邮编:215006)
龙口市新华林文化发展有限公司
(山东省烟台市龙口市高新技术产业园区(通海路与石黄公路交汇处路西))

开本 890 mm×1 240 mm 1/16 印张 3.5 字数 68 千
2018 年 5 月第 1 版 2020 年 6 月第 3 次印刷
ISBN 978-7-5672-2418-6 定价:25.00 元

苏州大学版图书若有印装错误,本社负责调换
苏州大学出版社营销部 电话:0512-67481020
苏州大学出版社网址 http://www.sudapress.com

编委会

序

目前，我们正处于一个技术高度变革的时代，从互联网、物联网、人工智能到智能制造，知识迅速更新，不仅改变了我们的思维模式、学习方式、教学方式，也改变了我们的生产方式，特别是对于未来的就业和产业所需要的人才提出了更高的要求。

2017 年，国务院印发的《新一代人工智能发展规划》中提出：“实施全民智能教育项目，在中小学阶段设置人工智能相关课程，逐步推广编程教育，鼓励社会力量参与寓教于乐的编程教学软件、游戏的开发和推广。”2018 年，教育部在《高等学校人工智能创新行动计划》中进一步强调：“重视人工智能与其他学科专业教育的交叉融合，构建人工智能多层次教育体系，在中小学阶段引入人工智能普及教育。”在此背景下，人工智能课程应运而生。

由圣陶教育研发，苏州大学出版社出版的“中小学人工智能系列丛书”，分为《人工智能的无限挑战》《比真实更逼真的 VR》《狙击自然灾害》《迈向宇宙的第一步——运载火箭》《更加快速，更加准确——智能医疗》《改变生活的物联网》《从 A 到 Z 了解游戏引擎》和《第三代基因剪刀 CRISPR》，一套共 8 册。丛书充分适应了当前信息时代、智能时代发展的需要。在内容上，基于学生的兴趣，以学生身边发生的实际案例为切入点，利用任务式学习 (TBL)、项目式学习 (PBL) 和基于设计学习 (DBL) 的教学方式，帮助学生在正确理解人工智能、了解其基本原理的基础上，利用前沿技术手段将人工智能运用到生活中去。与此同时，丛书注重加强对学生课内外一体化的人工智能知识、技能、应用能力的培育，致力于提升学生的人工智能思维，对于学生在真实情境中提高探究与创新能力、跨学科问题解决能力和团队协作能力具有很强的针对性和实用价值。

国家教育咨询委员会委员　王本中

编者的话

亲爱的同学们：

你们好！

作为互联网的“原住民”，你们一定知道人工智能正以一种无法阻挡的态势进入我们的生活，未来将是人工智能的天下！

那么，什么是人工智能？人工智能有多大本事？机器到底是如何做到像人类一样思考，又是如何在某些方面超越人类的呢？为了解答这些问题，我们编写了这套人工智能系列课程教材。

《更加快速，更加准确——智能医疗》是人工智能系列课程教材中的一种，延续了人工智能系列课程的体系。本书设计了场景导入、创意制作、职业探索、课外拓展四个环节，带领同学们进入神奇的智能医疗世界。在场景导入部分，同学们将对随身医院“U-Healthcare”及相应的先进技术“lab on a chip”有所了解；对“异种移植”和“3D 器官打印”等降低治疗副作用的新技术会有全新的认识。在创意制作部分，同学们将通过实践活动了解人工器官的发展前景、实现远程治疗的方法以及延长寿命的生物信息技术等。职业探索部分将会介绍与智能医疗相关的新职业，同学们可以参考这一环节规划自己的未来职业。最后一部分是课外拓展，同学们将通过制作简单的模型，理解医用机械手臂的动作原理。找好合作伙伴一起动手做一做吧！

是否已经有同学按捺不住了？那么，让我们立即开始人工智能的“旅行”吧。祝同学们玩得愉快！

目　　录

学习地图

1. 成为现实的 syborg

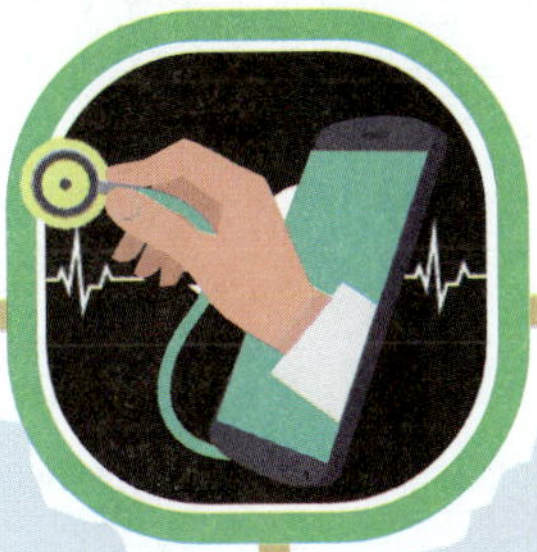

活动 1

分析问题
了解有关各种智能医疗的事例和生物打印机

识别模式
了解生物打印机的各道工序

抽象化
使用活动材料制作叠加模型

制定运算
思考一下，不借助支架打印3D模型的方法

自动化
使用3D打印机打印模型

2. 智能诊断和远程医疗

活动 2

分析问题
通过智能诊断了解远程医疗

识别模式
了解远程诊疗的要素，以及与人工智能的关系

抽象化
通过流程图表示远程医疗的过程

制定运算
了解糖尿病患者的诊疗顺序，并通过流程图表示应急处理的方法

自动化
了解流程图中使用符号的名称和用途

3. 延长寿命的生物信息学

活动 3

分析问题
了解生物信息学和DNA

识别模式
了解碱基序列构成要素的意义和表现方法

抽象化
为了找到输入的碱基序列，定义所需变量

制定运算
参考活动纸中出现的方法，构思能够找出碱基序列的方法及顺序

自动化
使用Scratch制作可以找出碱基序列的程序

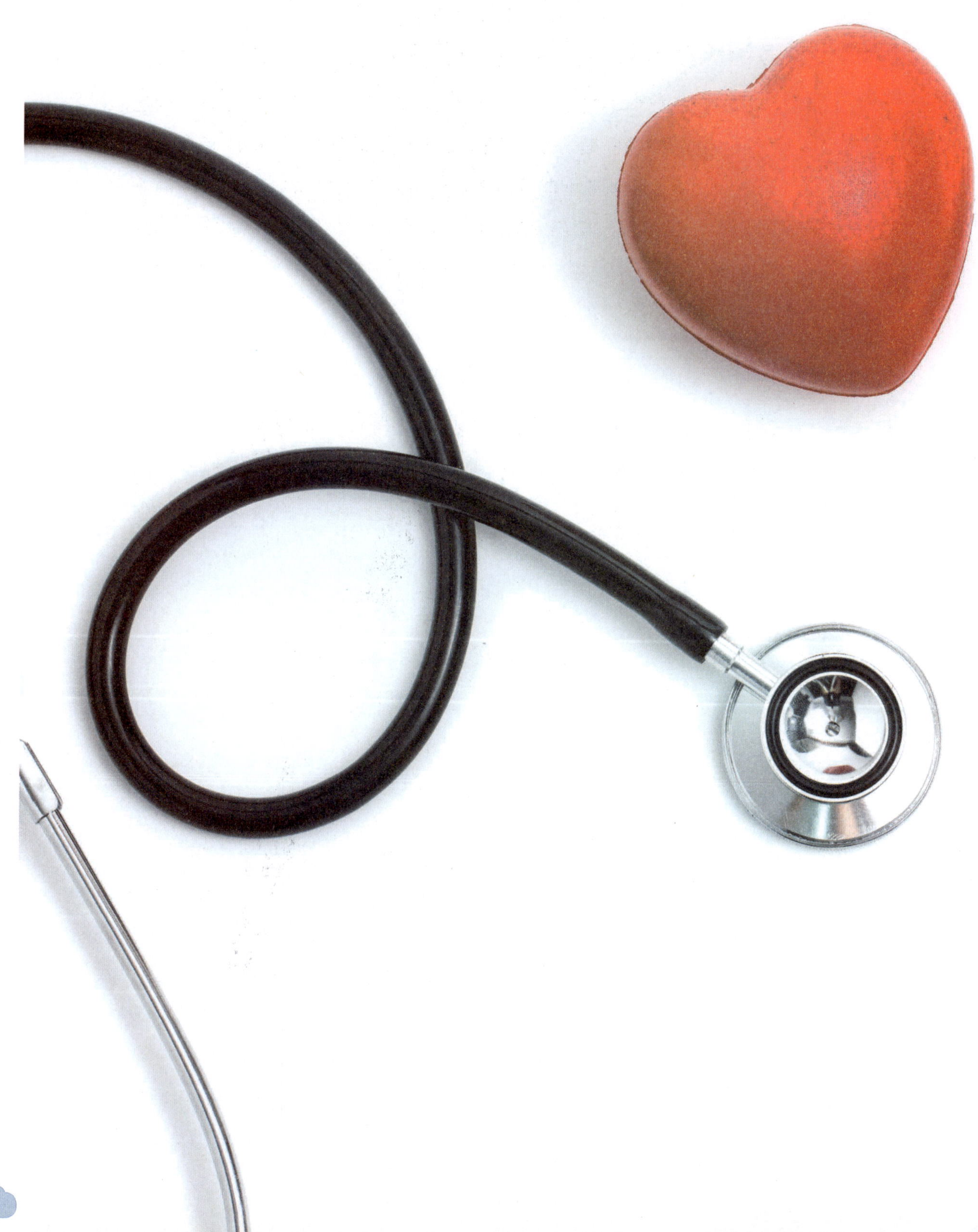

场景导入

我们生活在“百岁时代”，人类的平均寿命比过去渐渐延长。由于现代科学技术的发展，人类可以提前诊断并治疗疾病。但是，想要实现“健康长寿之梦”，还有很多问题亟待解决。癌症、痴呆症、帕金森氏病等疑难杂症的病因尚未查明，也没有完美的治疗方法。另外，初期诊断疾病的方法或没有副作用的治疗方案有待开发。现在的医疗已开始融入 IT 和机器人技术，正在发展为“智能医疗”。接下来我们将去了解什么是智能医疗技术。

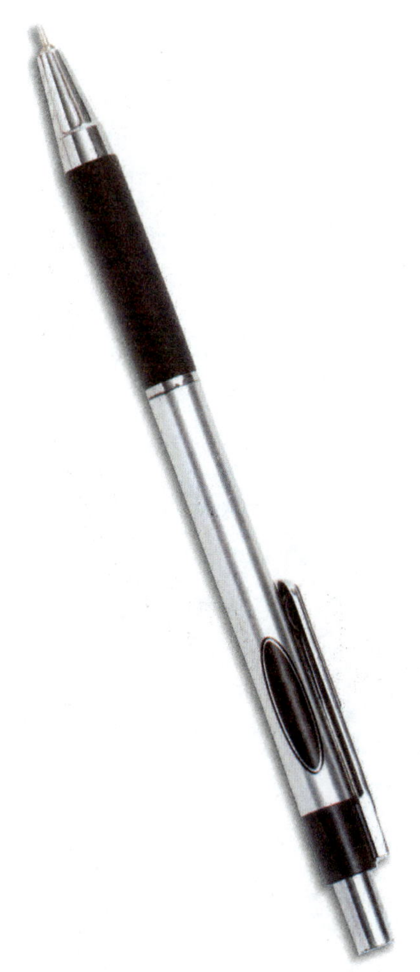

我的随身医院 U-Healthcare

“哔－哔”，手表报警声响起，警示身体的血糖值升高。此时，危险度达到第一阶段，万幸的是这个阶段通过吃药就可以缓解病情。如果诊断显示危险度已达到第三阶段的话，医院会马上得到共享信息，此时去医院就能够快速地接受治疗。

多亏了 U-Healthcare，使所有的人，无论在什么地方都可以管理好自己的健康。

物联网——我的主治医生

U-Healthcare 指的是使用有线或无线网络，无论什么时间、什么地点都可以使用的健康管理及医疗服务系统，包含对患者疾病管理的医疗机器，从医疗行为开始到对普通人的健康维持和提高的服务。该系统最大的优点是不分时间和地点。不管是在医院，还是在家、学校、职场、百货商店、公园；也不管是在街道，还是在野外，人们都可以随时接受医疗服务。

HEALTH CHECK
心率 高
血压 高
体温 高
呃……
变更为自动驾驶模式，目的地##医院。

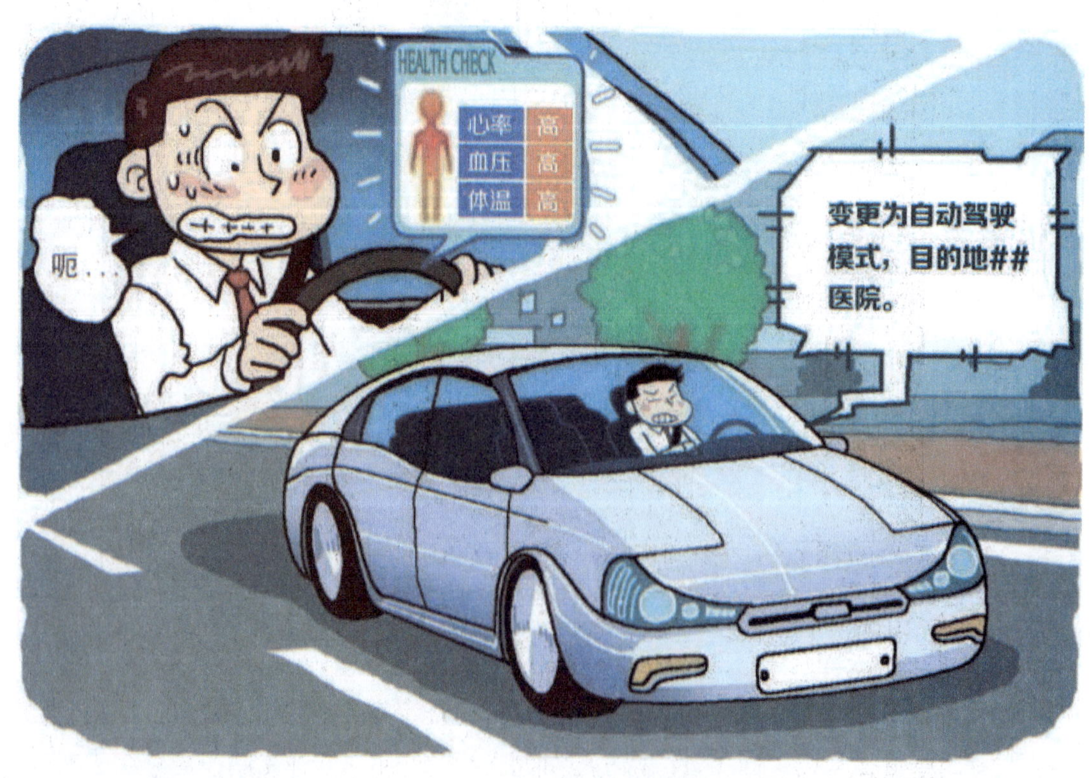

可见，U-Healthcare 扩大了被困在医院和疗养设施上的患者、残疾人以及老年人的生活半径。他们即使身体不便，也能与普通人一起生活，生活质量得到了提高。并且，对于时间不够用的现代人来说，即使挤不出时间，也同样可以接受医疗服务。

能够提供这种服务的核心技术之一就是“物联网”。物联网就是物物相连的互联网。其用户端延伸和扩展到了在任何物品之间进行信息交换和通信，这也就是物物相息。使用这一技术，通过各种各样的传感器，可以随时检测出体温、脉搏、血压等数值的变化。

如果是心脏病患者，传感器可以随时检测心率。一旦心率出现异常，就会提醒患者本人，患者即可迅速采取措施。当情况比较严重的时候，此信息会立刻共享给医院，患者就可以立即获得远程治疗或直接去医院接受治疗。通过快速的诊断和治疗，一方面可以节省时间和费用，另一方面也可在患者发病初期遏制病情的发展。

用一滴血诊断疾病

由于身体不适去急诊室就诊，医生会根据患者的症状进行很多像血液检查、X 光拍摄或 CT 拍摄等方面的基本检查。检查结果出来之后，经医生诊断，才能准确地知道病情，然后接受相应的治疗。像这样进入身体内了解疾病的症状和原因的过程称为“体内诊断”。虽然体内诊断是普遍使用的方法，但是对于那些分秒必争的紧急患者来说则可能会错过治疗的黄金时间。

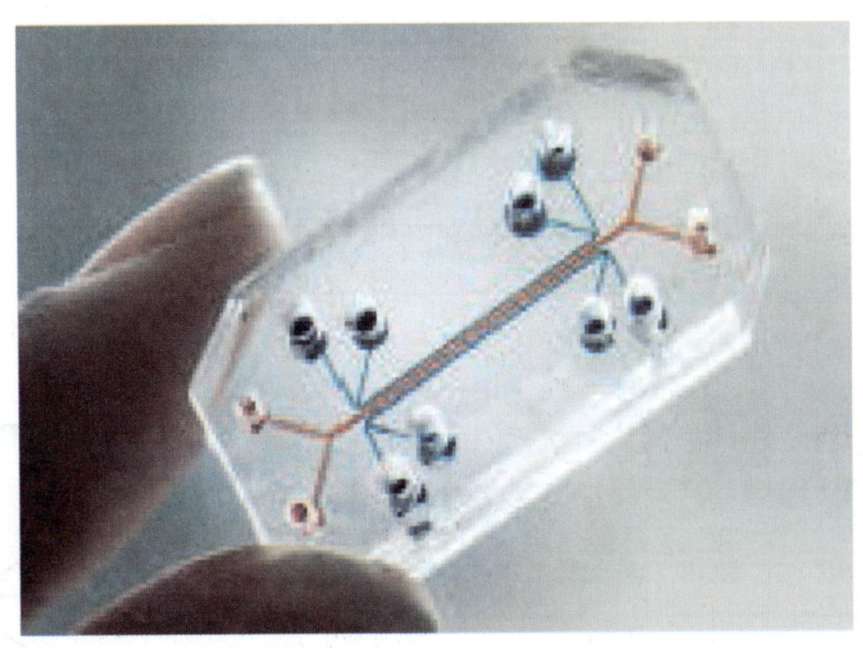

科学家们正在积极地研究能够快速并准确判断结果的“体外诊断”方法。所谓“体外诊断”，就是指通过对血液、粪便和体液等的分析来判断是否感染疾病的方法。最具有代表性的就是“lab on a chip”，它是包含各种生物传感器精密排列芯片的诊断机器，通过对少量血样、粪便的检查即可判断是否患病，其所有诊断都是在一个芯片上进行的。“lab on a chip”的最大优点是分析时间短、费用低。在紧急情况下，“lab on a chip”可以一次性分析多种样本，并快速掌握患者的病情。同时，它还具有携带方便的优点，无论什么时间、什么地点都可以诊断疾病，因此被选为适合 U-Healthcare 的技术。

应对老龄化社会

U-Healthcare 可以有效地预防疾病。举个例子，如果智能手环的使用者在一个位置上坐得太久的话，手环就会报警，这是提示使用者站起来动一动的信号。另外，慢性疾病患者也可以通过智能手环，实时确认身体状况，尽快接受治疗并恢复健康。

U-Healthcare 是应对老龄化社会的一种方法。日本在 2006 年已经进入了初级老龄化社会。至 2004 年年底，中国 60 岁以上人口已达 1.4 亿，占人口总数的 10% 以上，也已经步入老龄化社会。很多老人患有慢性疾病，U-Healthcare 可以让老年疾病患者享受健康的生活，并且可以有效减少医疗、福利的社会开支。

挑战无副作用的治疗

随着医疗技术的发展和人类平均寿命的延长，人们的关注点已从原来的能够存活多久转变为能够健康地存活多久。因此，能够随时诊断是否患病变得尤为重要。当然，患病后能否接受正确且有效的治疗也同样重要。所以，科学家们正在积极地研究副作用小、疗效好的治疗方法。

猪器官代替人的器官

一个人患病后，相应的器官功能丧失，以致无法再接受治疗该怎么办？这个时候最有效的方法就是接受器官移植。据统计，1986—2006 年的 20 年间，上海市捐出自己遗体的市民还不足 4 000 人。上海市每年死亡者约 10 万人，自愿捐献遗体的只有 300 人，百分比仅千分之三。事实上，

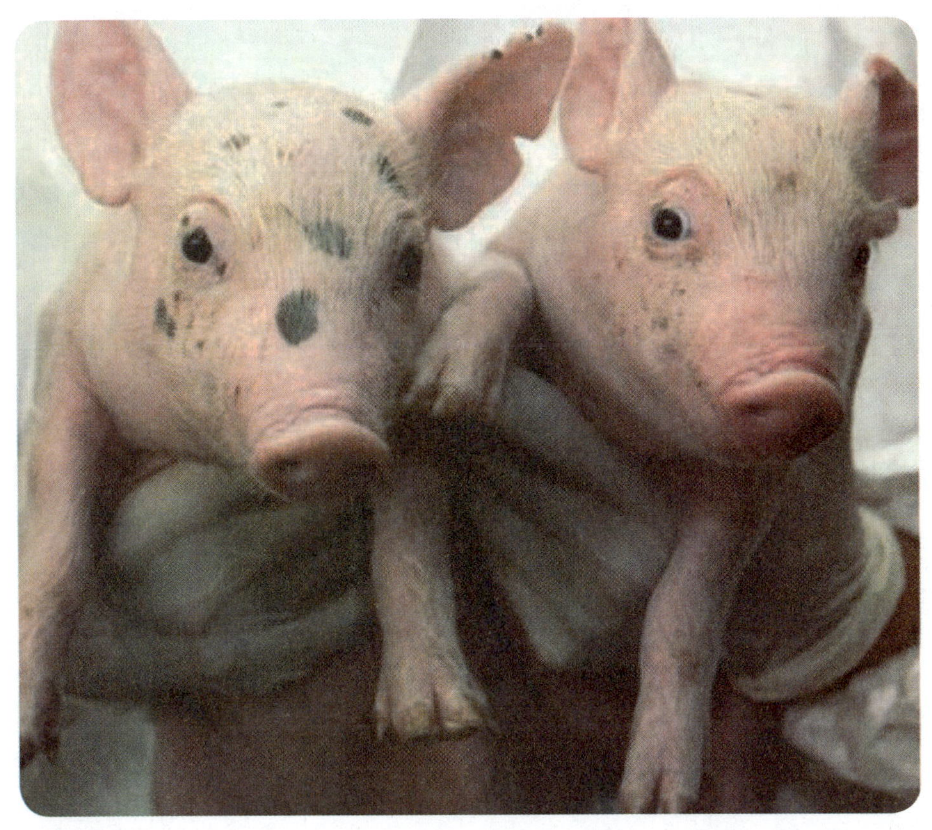

这是韩国畜产科学院培育的免疫缺乏型转换猪“爱”，即使移植，免疫功能也不会产生任何排异反应

在全国的遗体捐献者中，仅有 15% 的登记者真正捐出了遗体。

异种*间器官移植，是指移植动物的器官，或是在动物身上培养器官的方法。从 1960 年开始，科学家们一直在研究灵活使用动物器官的方法，其中和人类遗传因子具有相似大小和功能的猪器官成了后补。在给人移植之前，将猪器官移植到猴子体内的实验正在进行。

最近给猴子移植猪心脏的异种移植创下了生存时间最久的记录。美国国立保健院研究组表示给 5 只猴子移植猪心脏，平均寿命为 290 天，最长寿命为 900 天以上。在今后的实验中，如果接受移植的猴子生存时间变得更长，就意味着人类移植猪内脏的日子即将到来。

然而，免疫排斥反应却是人类接受异种器官移植所面临的最大问题。免疫排斥反应是指把移植到身体里的器官识别为外部的细菌或病毒进行攻击，这样一来会产生血液凝结或器官坏死等严重的副作用。

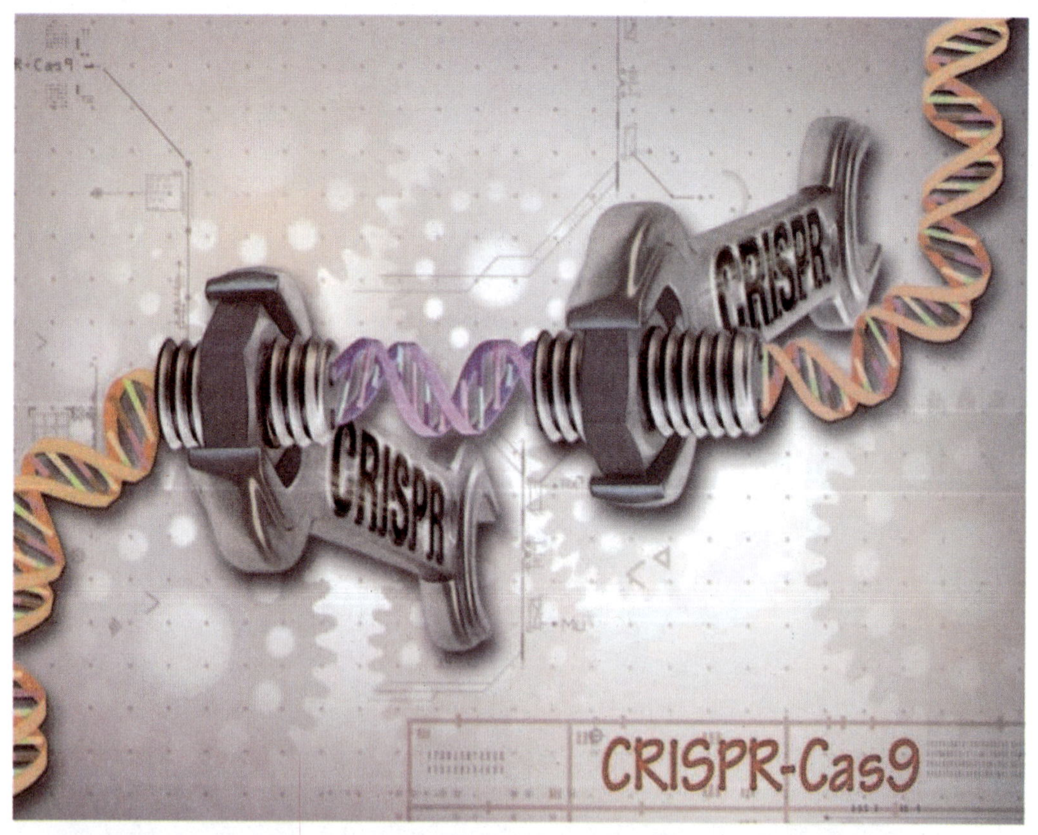

利用遗传基因剪刀 CRISPR 可以去除在体内引起疾病的特定基因，预防或治疗疾病

* 异种：生物的种类不同。

为了解决这一问题，科学家们开始使用被称为“ CRISPR ”的基因编辑系统。CRISPR 就像剪刀一样剪切特定的遗传因子，即剪切掉猪遗传因子中引起人免疫排斥反应的遗传因子，就可以获得不会引发免疫排斥反应的器官。

编辑猪的遗传因子需要花费数年时间，但是，如果使用 CRISPR 的话，时间就可以缩短到 1 年左右。它一次可以同时修整多处遗传因子，制作出能被有效使用的适合人类的器官。

使用 3D 打印机打印器官的时代

3D 生物打印技术因适用于制作身体的一部分或脏器而备受关注。3D 生物打印机是一种能够在三维数字模型驱动下，按照增材制造原理定位装配生物材料或细胞单元，制造医疗器械、组织工程支架和组织器官等产品的装备。凝胶是在人体温度 (36.5 摄氏度) 下融化的水凝胶，它向细胞提供营养成分和生存所需的环境，防止细胞在高温下死亡。

美国 wake forest university 研究组利用 3D 打印机和活细胞、特殊凝胶、喷嘴等，成功制造出了耳朵、肌肉等人体组织器官。研究组制作了像人类的耳朵一样大小的人工耳朵，并把它黏着在老鼠的皮肤下面。就是说，3D 打印的身体组织是可以像普通身体组织一样使用的。

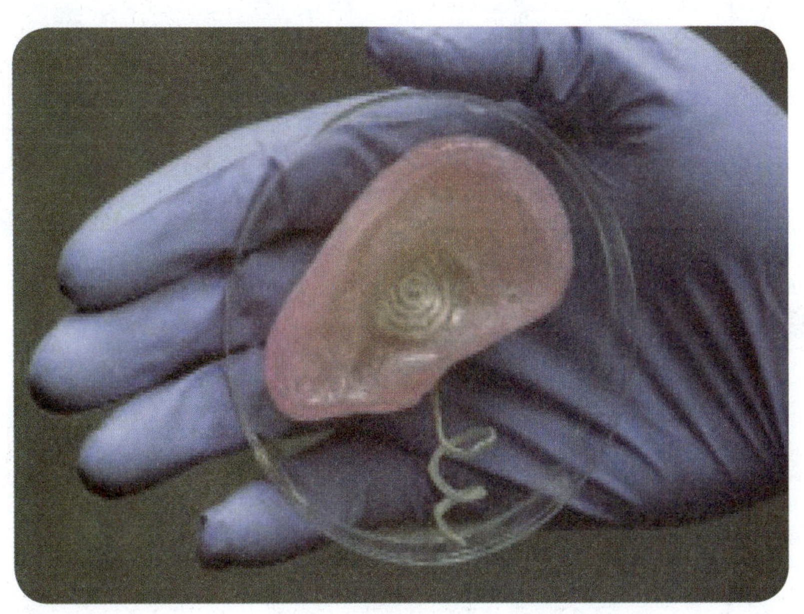

通过 3D 打印机制作的人工耳朵

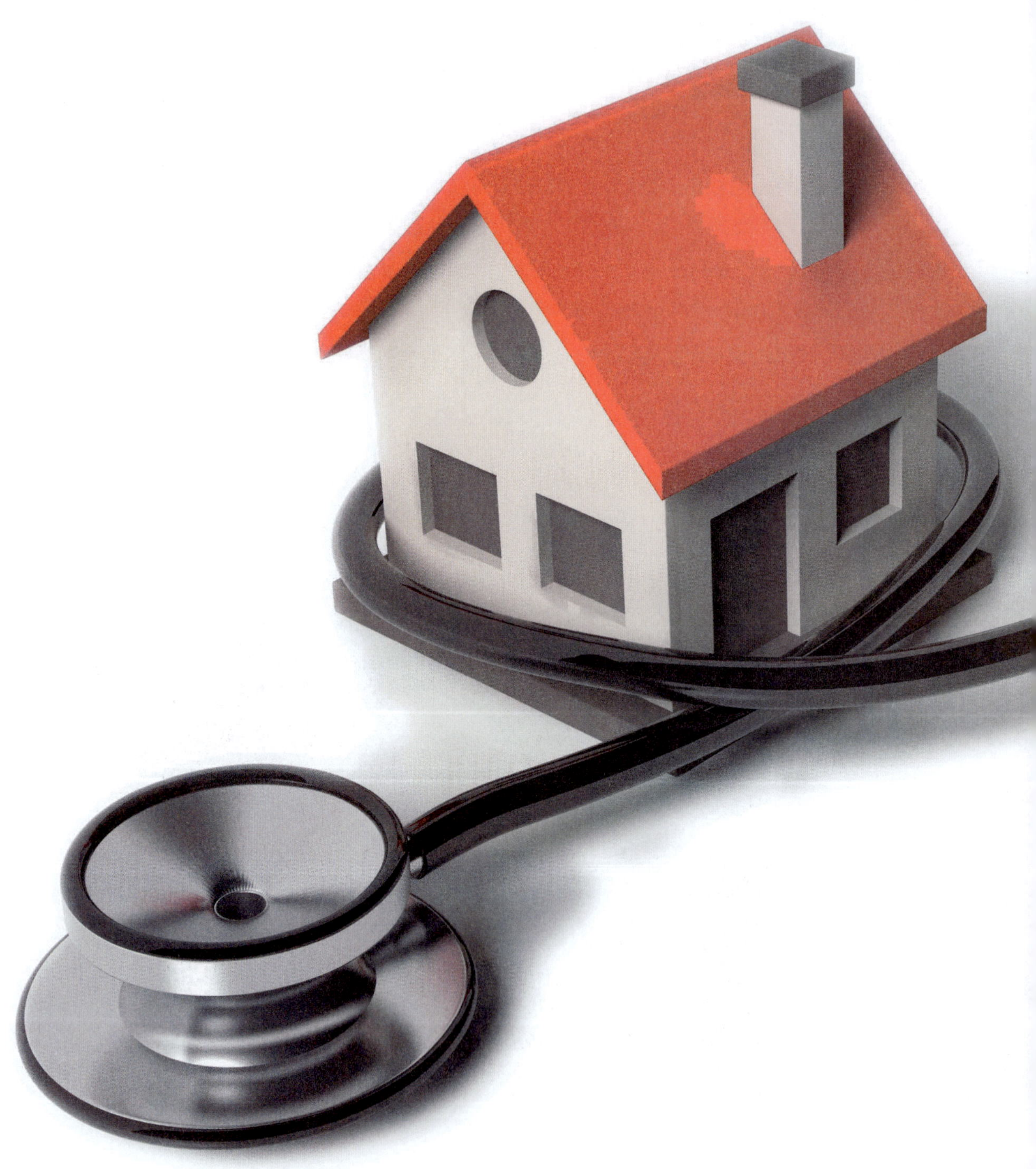

创意
制作

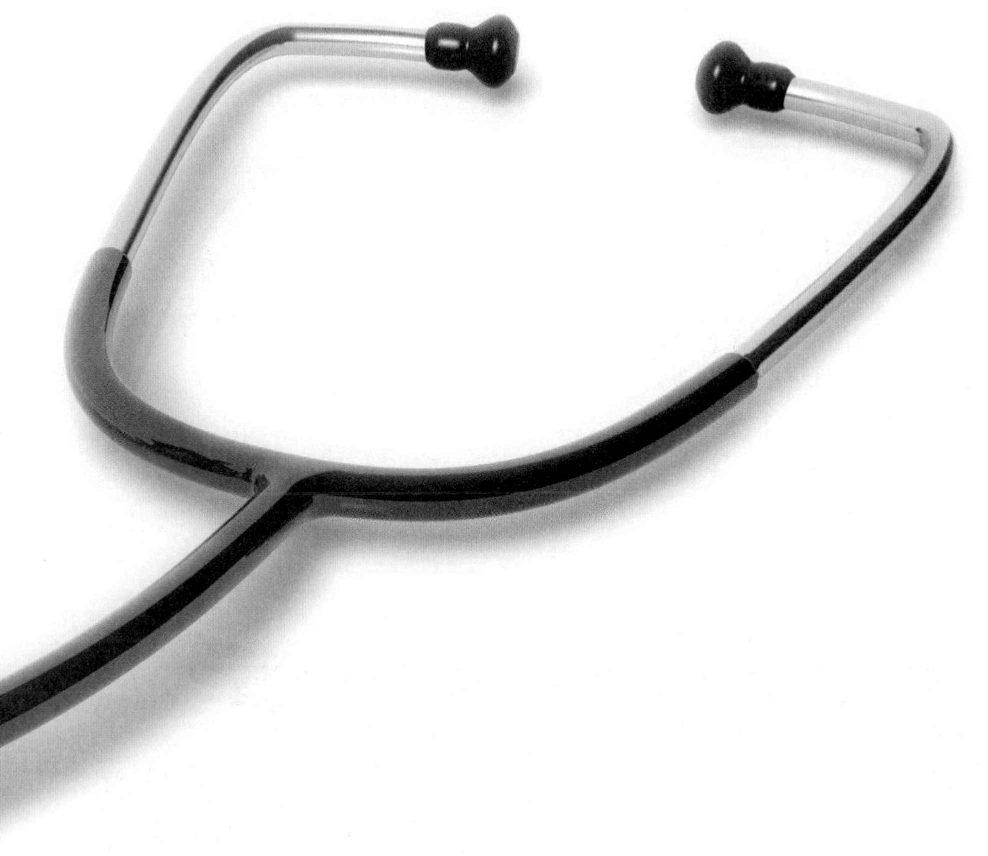

Part 1 成为现实的 syborg

>>>>

在电影《美国队长》中，主人公的朋友巴基 · 巴恩斯的左臂为机器人手臂，其力量巨大。之前上映的电影《星球大战》中也曾出现过机器人手臂，角色虽然在战斗中失去了手臂，但移植机器人手臂后却能毫无困难地生活。只存在于电影中的机器人手臂慢慢地也将进入现实生活，关乎人类性命的人工器官将会在不久的将来成为现实。

人工手臂“LUKE ARM”

在事故或战争中失去四肢的情况经常会发生。人工手

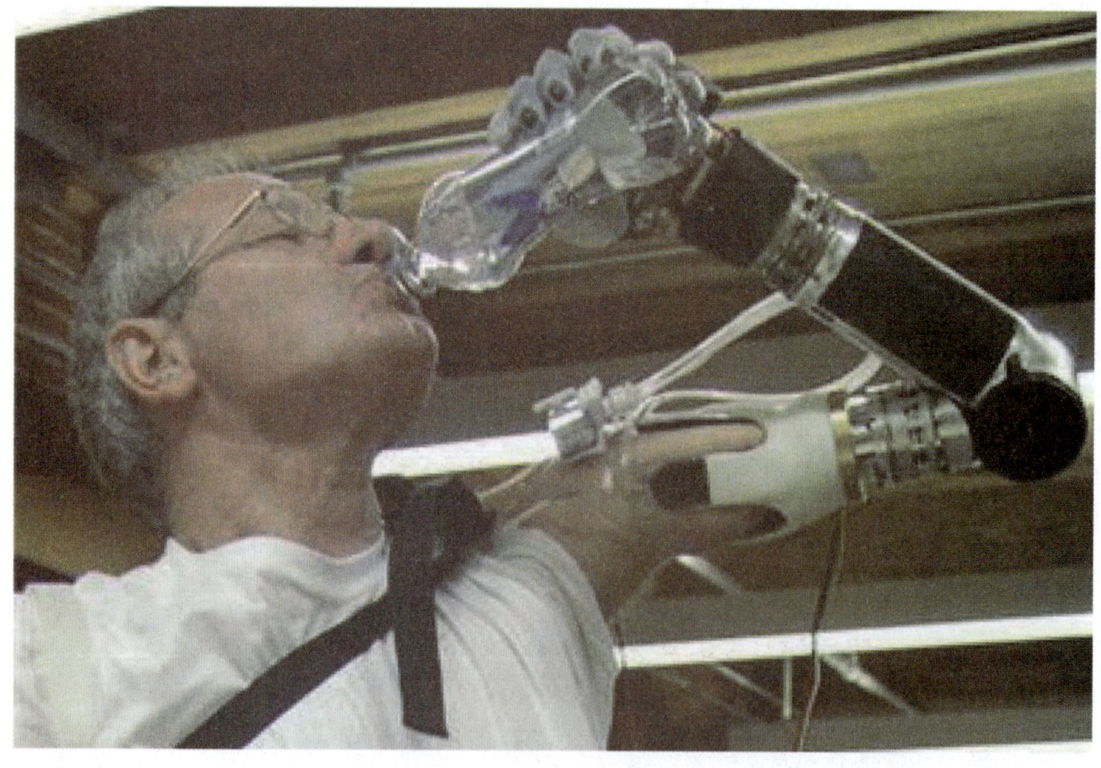

使用人工手臂“LUKE ARM”喝水的场景。它的最大优点是，没有像按钮一样的附加装置，实际上可以像真实的手臂一样操作

臂“LUKE ARM ”也许会给伤残者带来全新的希望。美国发明家迪恩 · 卡门发明了平衡车 segway(摄位车)，在 2014 年获得了美国食品与药品管理局 (FDA) 的销售许可。这一发明也给残障人士的出行带来了便利。

“LUKE ARM ”接在被斩断的手臂和腿上，接收从连接部位的肌肉发出的电信号，感知肌肉的松弛、收缩，并进行相应的活动，同时手臂、肘关节、手腕也都可以活动。之前使用的人工手臂都是需要按压开关或按钮来进行控制的，“LUKE ARM”的功能更加接近人类的手臂。

使用“ LUKE ARM ”可以拉拉链、挤牙膏、刷牙。即便是抓扁平的硬币这种精巧的动作，它也可以完成。人工手臂上有四个单独的马达，并且具有可以感知力度的传感器，因此，可以小心地拾起并移动易碎的鸡蛋，甚至可以完成把手放到背部这种具有柔韧性的动作。

英国电视台制作的仿生人 70% 的脏器由人工脏器取代。

人工器官是否可以代替捐赠器官呢？随着软件和电子工程学同生物学、医学等领域的融合，被称为未知领域的“syborg*”逐渐成为现实。“雷克斯”仿生人是科学家为英国电视四台的一部纪录片所打造的。虽然它不是机器人，但在像真人一样的精巧的模型内，安装了在大学研究所开发的机器人手臂、人工心脏、人工肾脏、人工肺等。仿生人除大脑、消化器官以外，70% 的身体器官是由人工器官组成的。实际上，人工器官究竟能否取代我们的身体目前还不知道，但肯定会成为未来医学的主要工具。

根据国家卫计委 2013 年公布的数据，中国每年大约有 30 万人在生死边缘排队等候器官移植，但只有 1 万余人能通过器官移植获得新生，等待者和器官捐献者之间的比例是 30 : 1。而事实上，死神留给病人们的时间并不多。肾衰竭患者尚可通过血液透析的方式维持生命，但肝衰竭患者在病情危重时最多只能等 2 周，即使是病情稳定的肝衰竭患者，最多也只能等 3 个月。期待今后科技更加发达，能够解决这些问题。

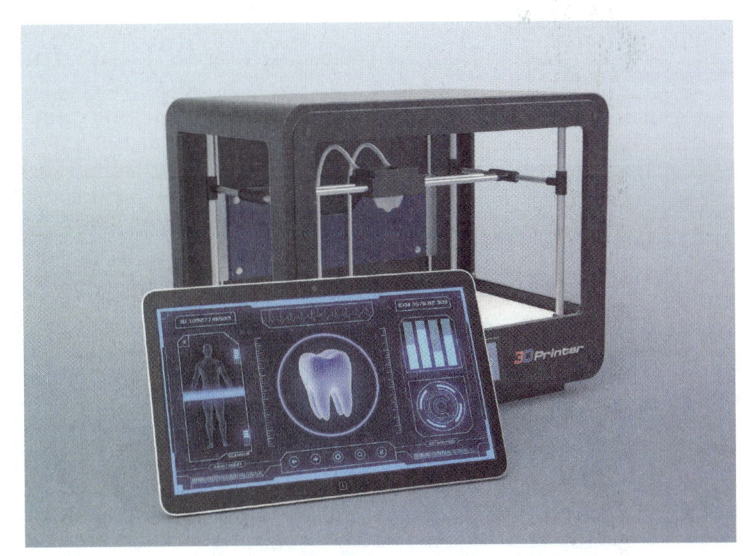

* syborg：仿生人就是除了大脑、消化器官之外，其手臂、腿、内脏等均为机器的新人类，它是生物和机械装置的结合。

为人工器官插上翅膀——3D 打印机

3D 打印机能否解决器官长期捐赠不足的问题呢？3D 打印机是以“叠加成型”的方法制作产品的。所谓的“叠加成型”，是指材料以薄的层从底层开始依次叠加堆积至顶端成型。使用 3D 打印机打印物体需要“slicer”切片软件。“slicer”可以把三维的对象分成若干层，然后使用 3D 打印机层层打印制造出三维物体。

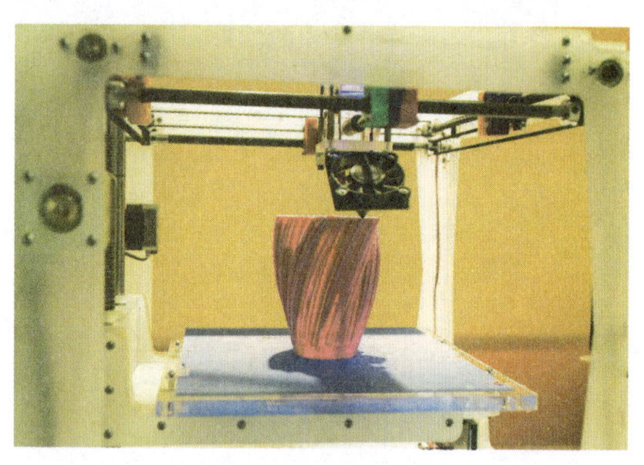

3D 打印机“叠加成型”的方法

3D 打印是可以从根本上改变未来产业的技术。现在大部分的产品在大型工厂里批量生产，在品质得到了保障的同时也降低了价格。但是，也有人讨厌和别人用一样的产品，特别是人工器官，适用于每个人的大小和形状不同，因此批量生产的方式毫无用处。

3D 打印机是适合少量生产多样产品的工具，原理类似于喷墨打印机，将墨水装入墨盒，然后在所需位置喷射墨水画图或写字。3D 打印机也是一样，在塑料盒中装上塑胶（或者其他材料），然后往所需的部位喷洒塑胶，打造出需要的形状。

如果 3D 打印机可以打印任何东西，大家想要打印什么呢？

通过 3D 打印技术，利用多种材料可以将三维数据变为实物。虽然刚开始只是制造小模型，但最近人们不仅打印自行车、汽车、飞机，甚至在尝试打印建筑物。

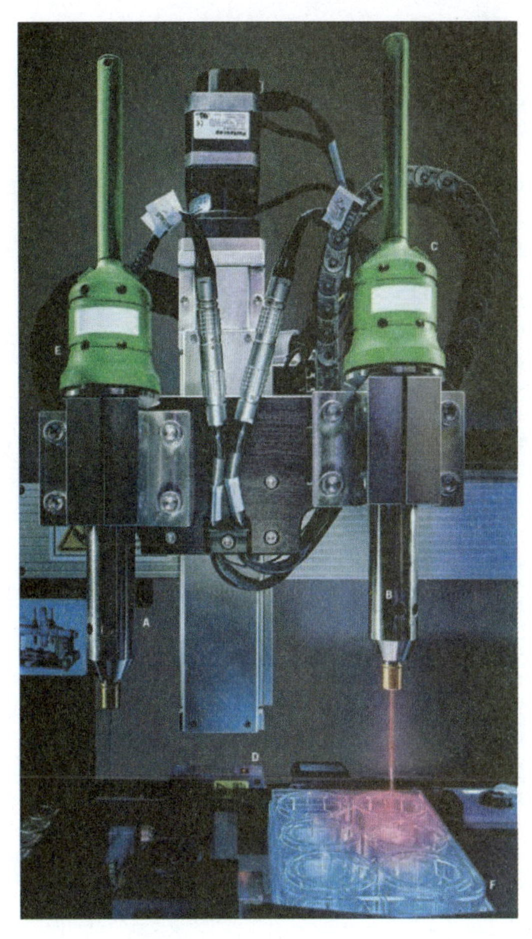

使用 3D 打印机打印细胞

如果用 3D 打印机打印人体细胞的话会怎么样？ Organovo 公司推出了用人类细胞打印活组织的最早的“生物打印机”。2013 年，人们使用由数万个细胞组成的生物墨水制造出了 1 厘米大小的人工肝脏，这一人工肝脏像真实的肝脏一样存活了 42 天。

人工肝脏虽然还不能用于人体移植，但在开发新药，使用肝脏进行毒性检测时，利用人工肝脏能够提高实验的准确性。生物打印也许会成为内脏器官移植的划时代技术之一。但是，利用人类的细胞制造器官，从这一点来看还存在伦理问题。

使用生物打印机打印肝组织的方法

阶段	工序	说明
1	将两种生物墨水装入注射器里	生物墨水 1：含有数万个肝细胞的椭圆旋转体。 生物墨水 2：有助于促进细胞生长的水凝胶 *。
2	3D 打印机打印肝组织模型	由 3 个六边形以蜂窝形态排列而成的形状。
3	注射器针头初始化	使用传感器调整针头的位置。
4	往第二阶段打印出的模型内注射生物墨水	使用注射针头往模型内注入生物墨水。
5	将已注入生物墨水的肝组织模型放入培养基 * 中	成长为具有实际功能的肝组织。

* 水凝胶：支撑细胞生长的柔软透明材料。

* 培养基：人工培养细菌或微生物的营养源。

活动 1

间接体验人工器官 3D 打印

3D 打印是通过塑料之类的材料融化后层层叠加来制造结构的。制造人工器官时，使用含有活细胞的“生物墨水”代替塑料层层叠加。下面尝试使用层层叠加的方法制作人工器官模型，通过这个过程体验 3D 打印的叠加成型原理。

准备物品： 活动材料 1- ①～ 1- ②（第 19 ～ 21 页）、剪刀、胶水、厚纸板。

活动过程

1 通过等高线推测真实地形。

3D 打印机通过层层叠加制作成品，通过活用平面数据制作立体物体。但是，它很难通过平面数据推测立体物体的样子。我们不妨通过等高线来练习一下。等高线是用线将相同高度的点连接起来，与 3D 打印机的平面数据类似。请以等高线为基础绘制剖面图。

① 下面的地形图为 1：50 000 缩小的地图。在平面图上横线和等高线的交点处垂直向下画线，在对应的高度画点作标记。

② 连接所有的点完成剖面图。

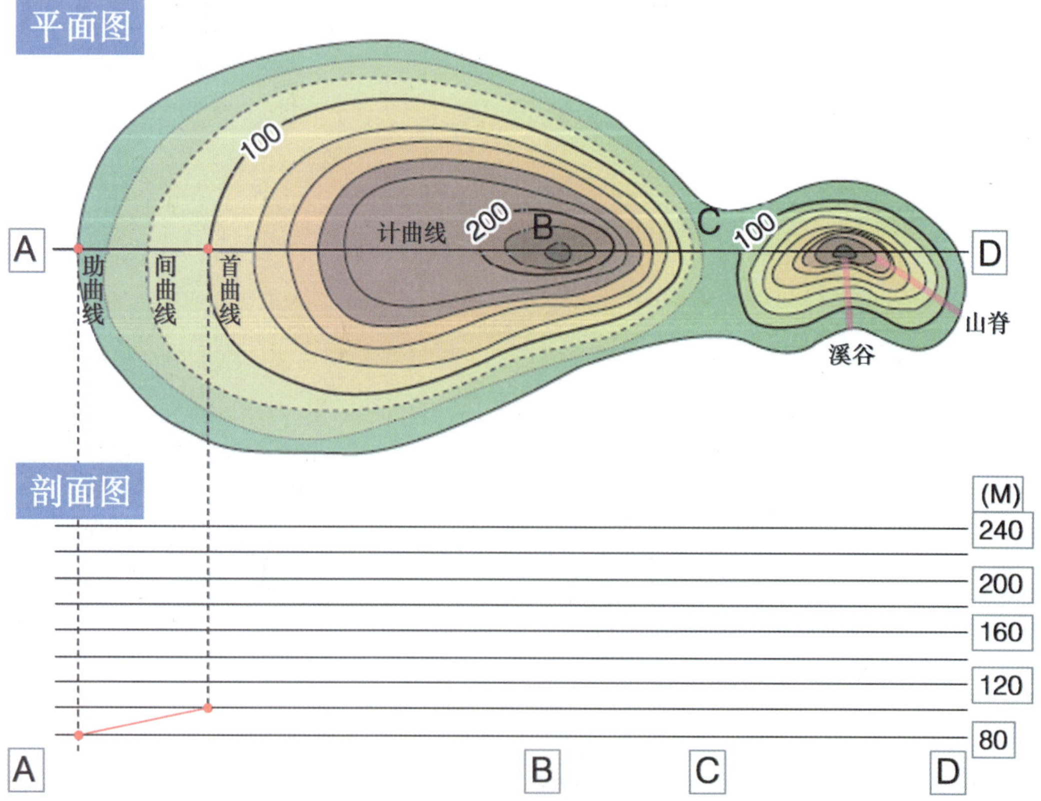

③ 参考等高线和剖面图描述一下此地形的真实面貌。

2 动手体验叠加成型。

让我们尝试做一做人工器官！虽然有第 19 页和第 21 页的活动材料方案，但只是看方案的话很难推测是什么形状。实际上，从立体数据中推测平面数据这一复杂的计算是通过计算机来完成的。

① 撕下活动材料 1- ①、1- ②。想象一下，将剪切好的碎片按顺序叠加后会是什么形状。

② 将活动材料各自贴在硬纸板上，沿最外边线剪下来。

③ 按照第 18 页中的组合说明书，找出图片中对应号码的碎片，一层一层地叠加搭建。

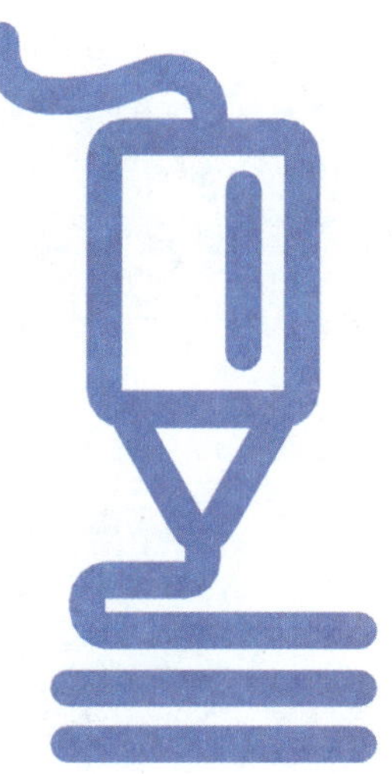

组合（叠层）说明书

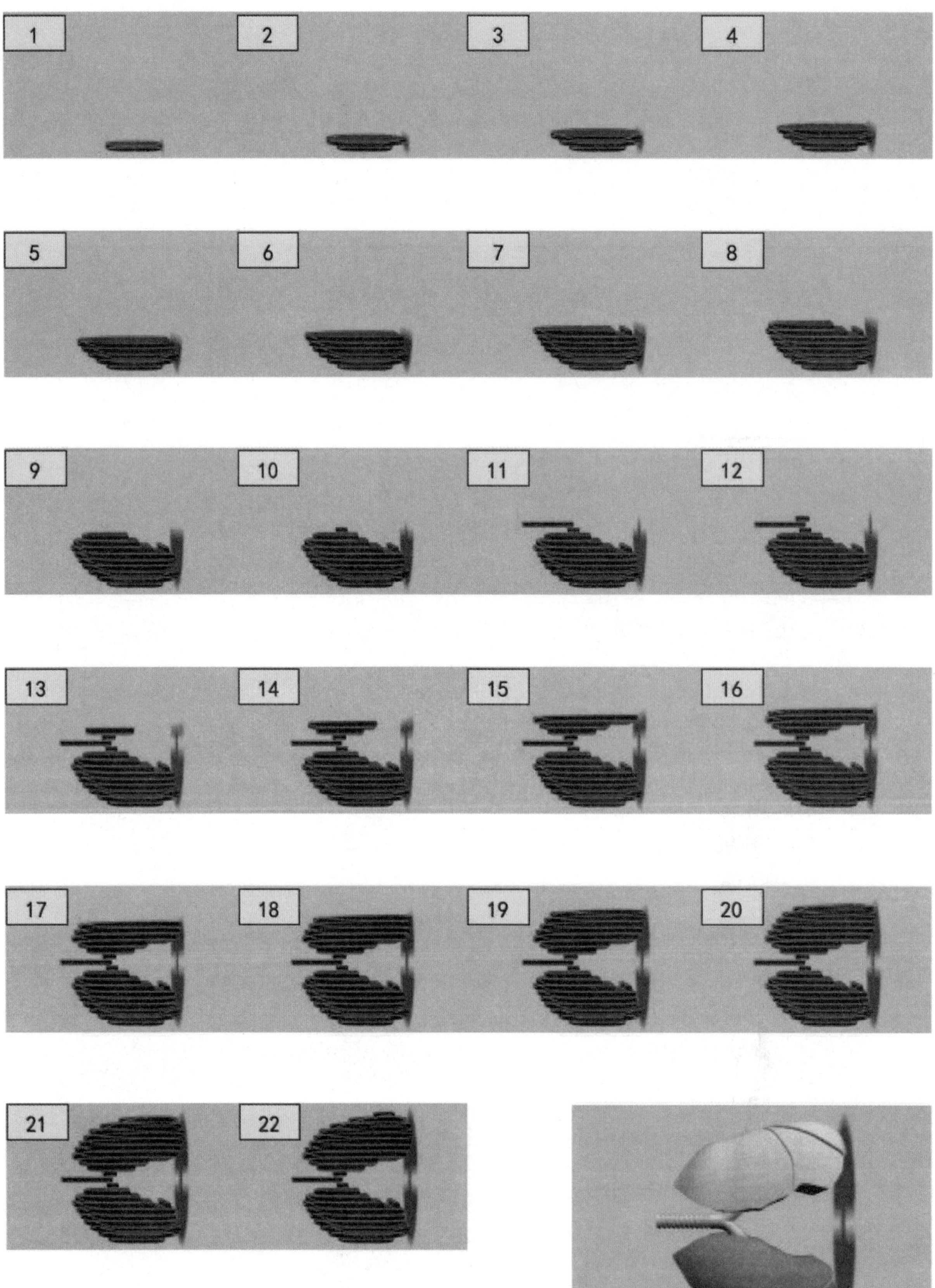

活动材料 1-①　**器官模型（肺）**

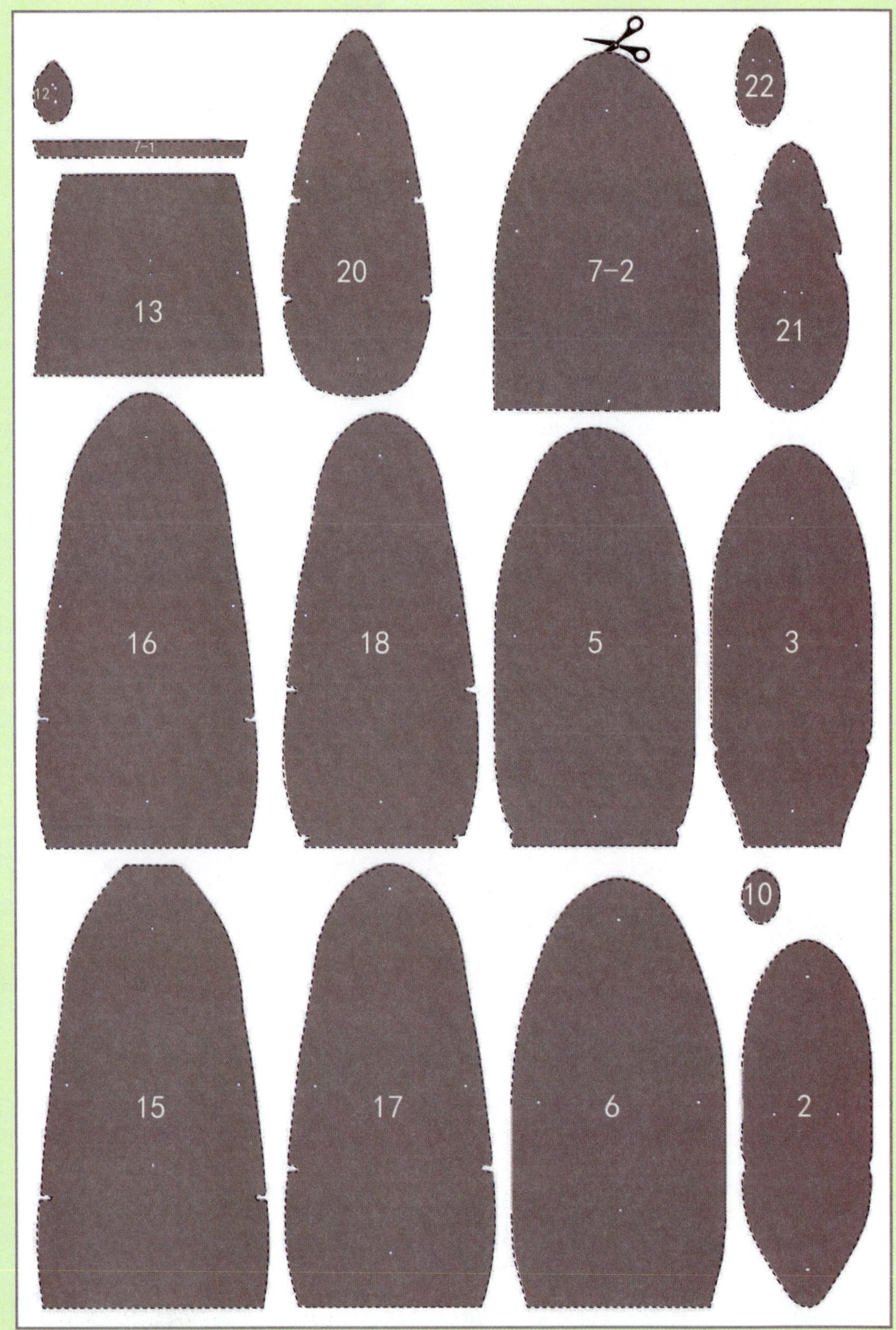

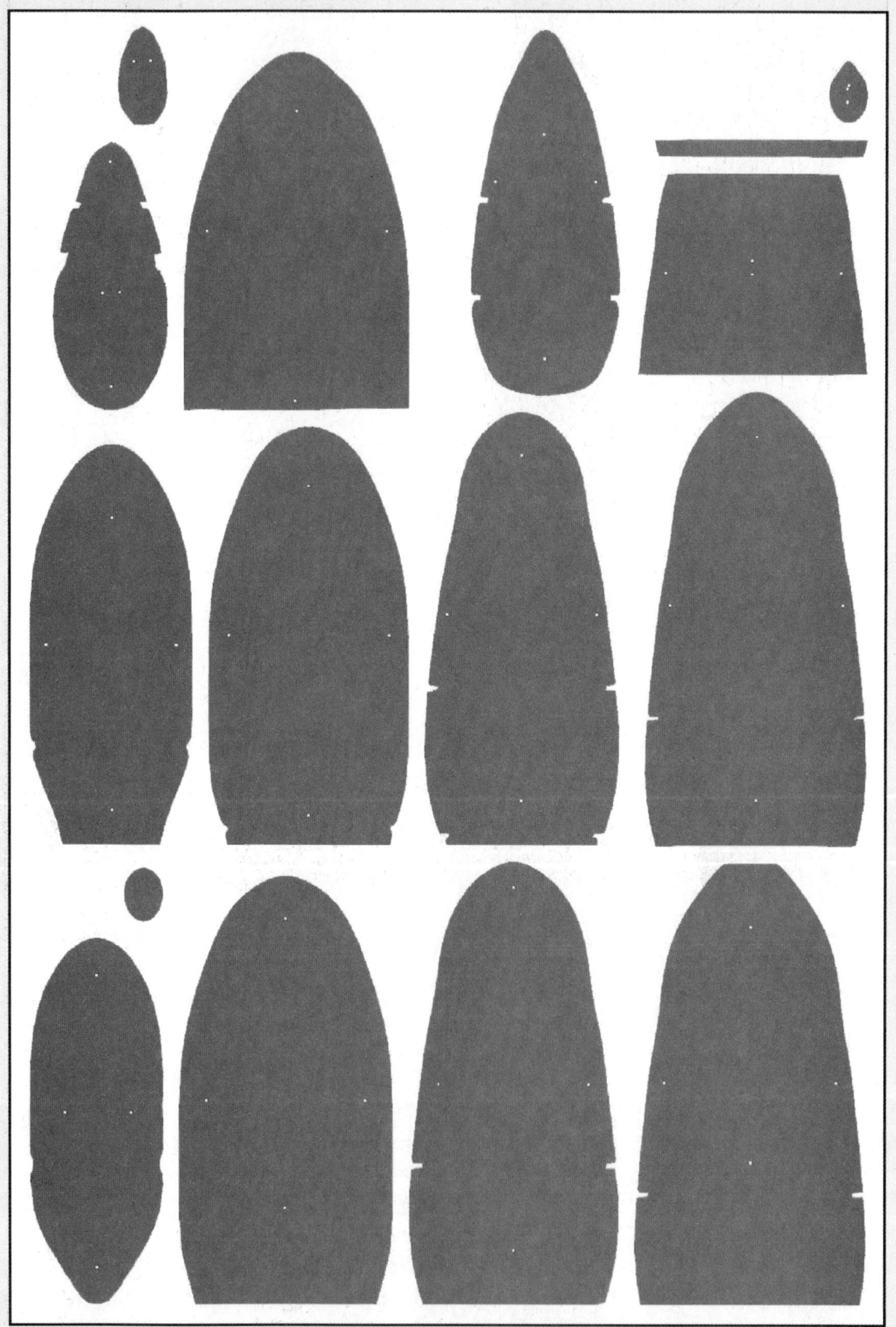

活动材料 1-② **器官模型（肺）**

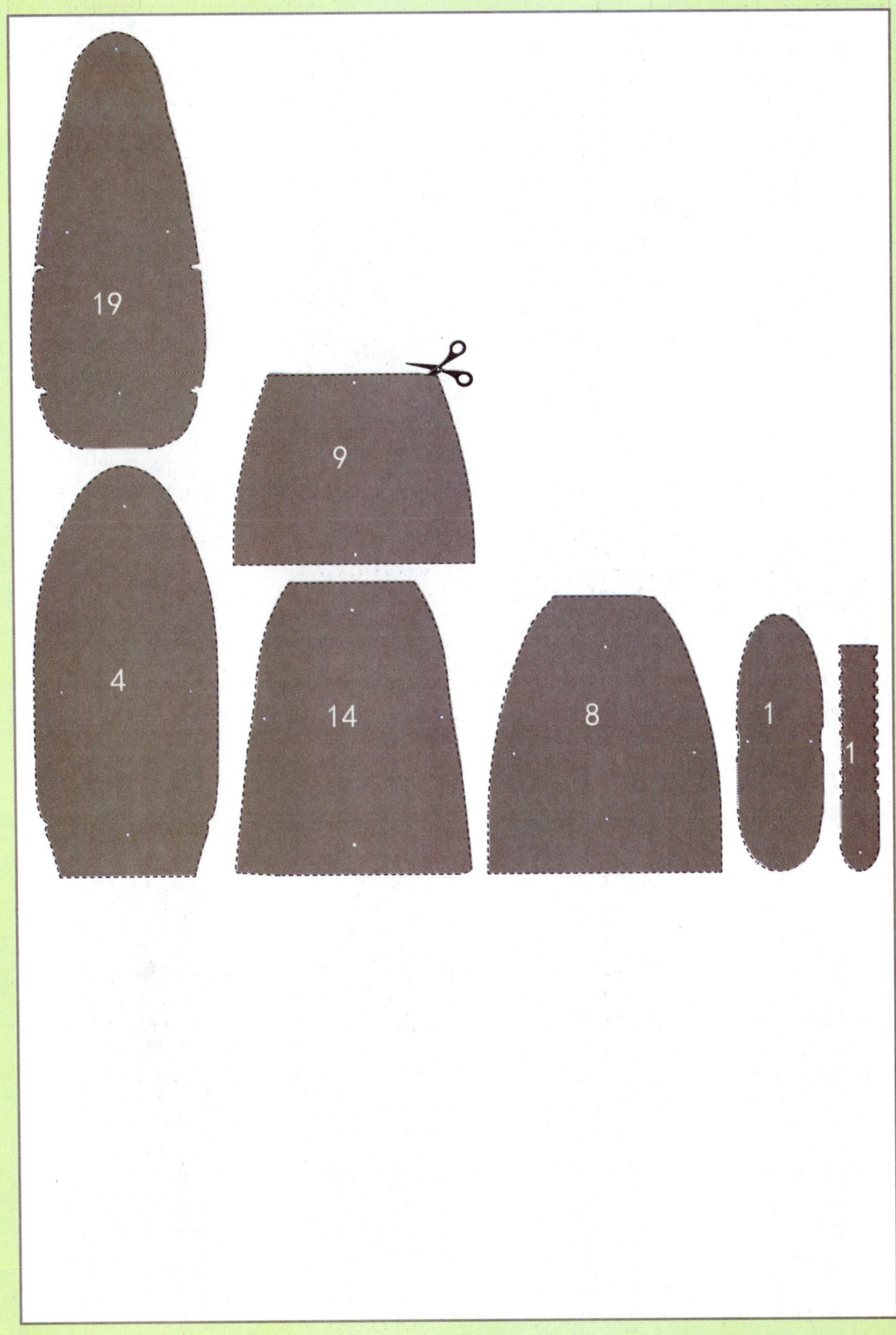

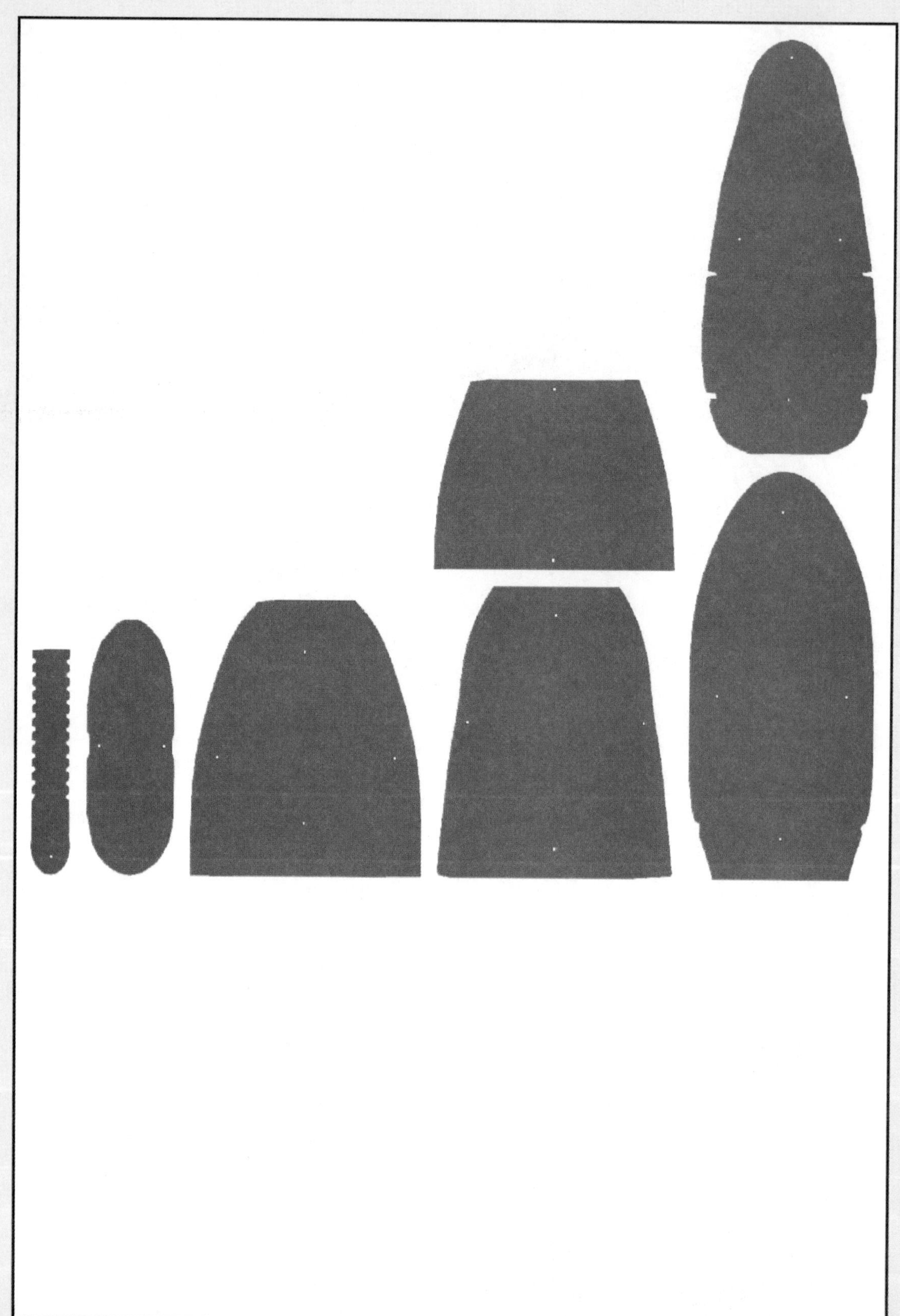

3 思考。

① 在制作过程中思考以下问题：

是否有很难叠加的部件？	
为什么很难叠加？	
如何解决问题？	

② 比较前面思考的内容和实际用 3D 打印机打印的情况。图片是用 3D 打印机打印的同一个模型的照片。观察图中间的动物，说明头部下面柱状结构的作用。

注释：这样的柱状结构称为支架（supporter）

③ 在制作精密构造的人工器官时，为避免产生多余的结构，应该怎么做？

哪种方法比较好？	为什么这么认为？
1. 设计三维模型时尽量避免不必要的结构。	
2. 开发新型材料，使其可以打印出无多余结构的模型。	
3. 把三维模型分成不需要多余结构的大小打印，然后再组装。	
4. 如果无法避免支架，研究方便除去多余结构的方法。	

Part 2 智能诊断和远程治疗

身体稍有不适，就要去医院吗？如果医生可以远距离掌握我们的身体状态，那么，我们就不用辛苦地赶去医院了，直接按照医生开的处方，在附近药店配药就可以得到治疗了。其实，对于需要定期去医院的糖尿病患者来说，远程诊疗服务的需求更加迫切。

通过智能诊断远程治疗

远程诊疗是指远距离传达医疗信息和医疗服务的活动，即患者在距离医院较远的地方居住或因各种各样的原因很难与医生当面沟通时，通过远程交换医疗信息而得到专业性的治疗。这种

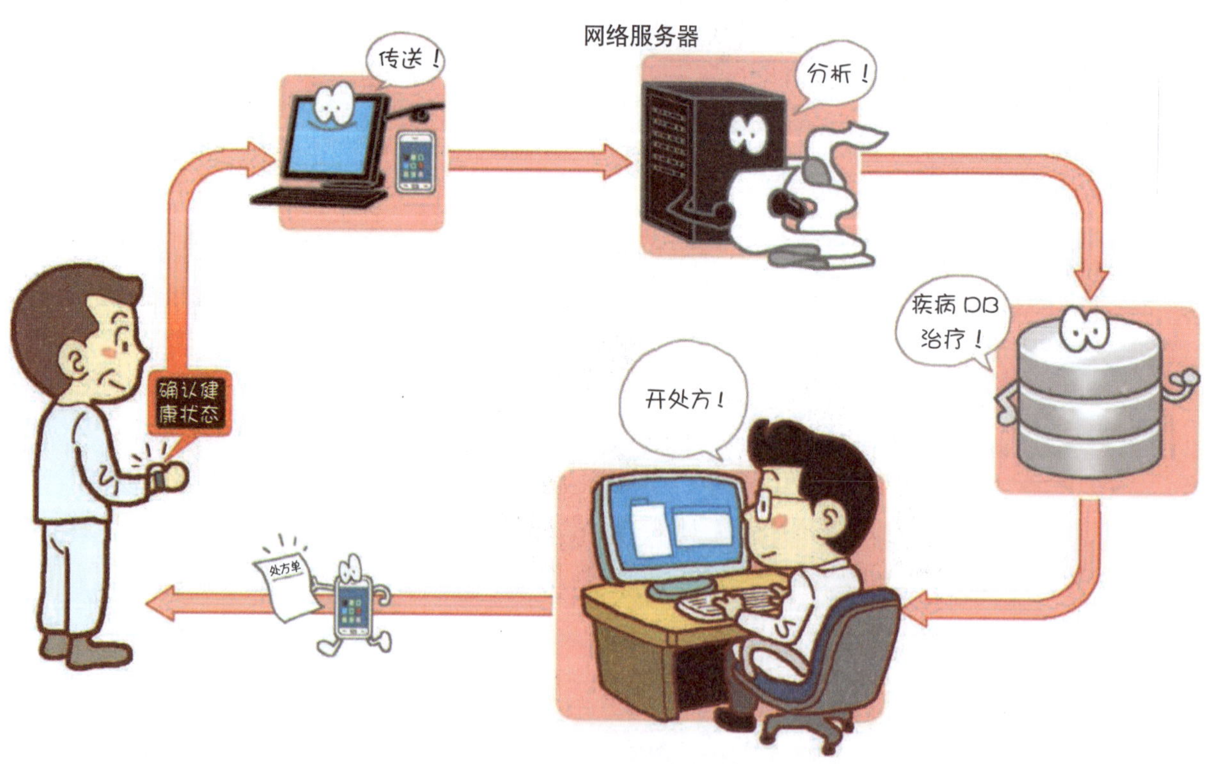

远程诊疗流程图

情况下，患者自己判断健康状况，并将信息发送到医院，不用亲自前往医院就可以管理疾病。最初的远程诊疗于 1959 年出现在美国，当时，医生为距离 180 千米的一家精神病院的患者，通过电话连接的方式进行了治疗。最初的远程诊疗实现后，远程诊疗机构为了寻求更好的发展，虽然做了很多尝试，却未能取得大的进展。

直到 20 世纪 90 年代，远程诊疗才得以发展，不只是在家庭，在监狱、军队、医院等区域实施，甚至还扩大到了很难享受免费医疗的偏远地区。最近，远程诊疗系统已经可以通过计算机和数据通信技术轻松地收发像 X 光片这样的医学影像、视频、患者记录等各种数据了。

能够掌握患者状况的生物传感器

为了实现远程诊疗，医生要了解患者的状况并进行诊断，就需要各种信息。通常人们患病后去医院诊疗，需要量体温、测血压，医生需要使用听诊器监测呼吸时肺里传出的声音和从消化器官传出的声音，有时还需要抽血进行化验。这一系列过程都必须远程实施，生物传感器将在这一过程中扮演重要角色。它能掌握体温、血压、心跳次数、血糖数值等与健康相关的信息，并将其转换为电信号。

虽然当前的通信速度非常快，把这些信息传达给医生也很容易，但是，医疗信息中包含了患者的个人信息，因此需要周全的安保系统，以避免外人偷取或偷看。

远程医疗的当前任务

无论多好的新技术，想要得以应用，都需要解决很多现实问题。例如，高血压患者想要接受远程诊疗，就需要血压计、运动测量器、gateway(网关) 等设备；糖尿病患者需要血糖仪、运动测量器、gateway(网关) 等设备。也就是说，接受远程医疗的患者还需要支付一部分设备费用。

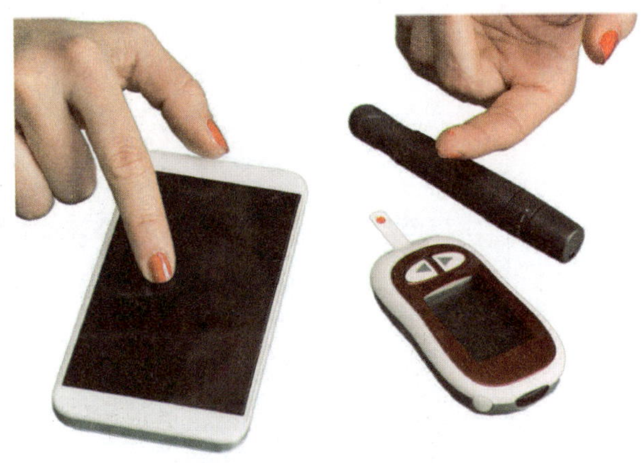

利用血糖测量仪，即使不去看医生，也能够自己测量并将信息发送给医院

对于居住在远离陆地的岛屿上的人，或行动不便的患者来说，远程诊疗是非常有必要的，只是需要承担昂贵的费用。

另外，对于提供传统医疗服务的医生来说，远程诊疗可以被理解为侵犯了他们的利益。所以，应当缩小实施的权限。远程诊疗想要解决经济问题、社会性协议等问题，要走的路还很长。

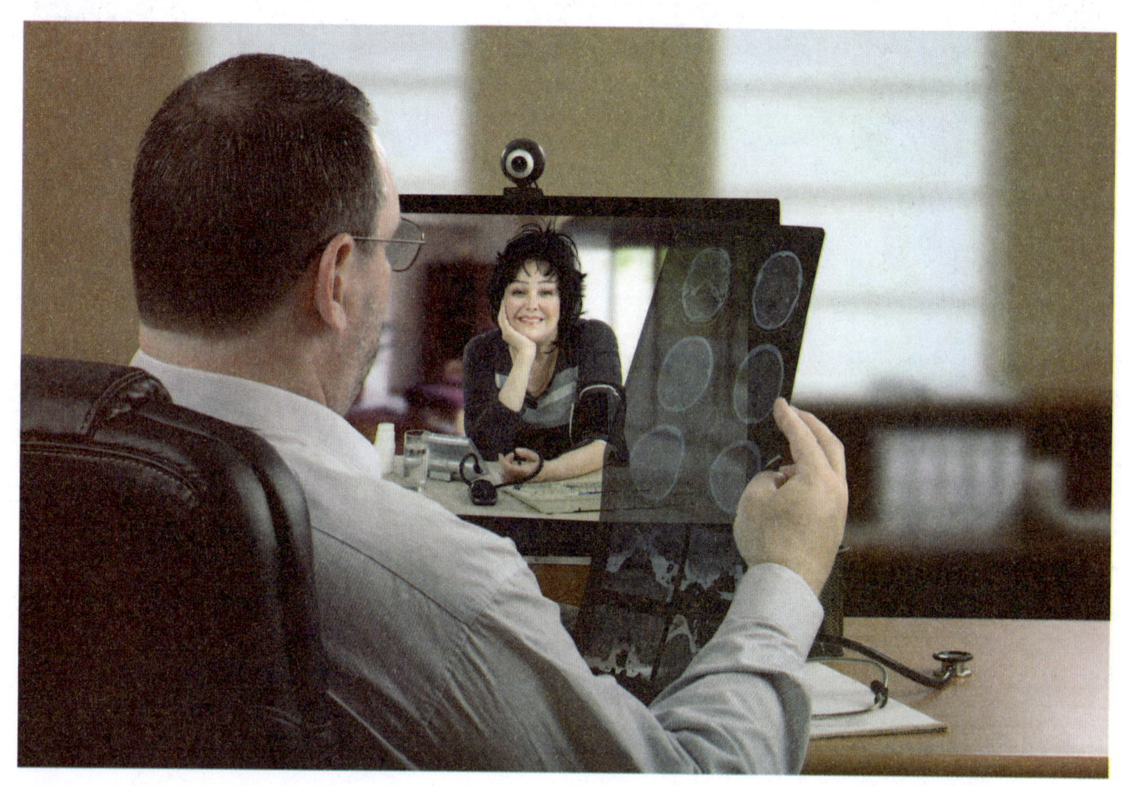

远程诊疗是通过网络提供的医疗服务，
也就是说，即使医生不与患者直接见面，也可以诊断出疾病并开出处方

有助于医学判断的人工智能

医生查看患者的状态后，以自身具备的知识和经验为基础，做出医学性的判断：应该接受什么治疗，用什么药，用多少剂量进行治疗，开什么样的处方。由于每个医生的诊疗经验和实力不同，偶尔也会做出不是最优的选择，最糟糕的情况是做出了错误的判断。

人工智能技术可以帮助医生们做出医学判断。IBM 的人工智能“沃森”目前正在为美国几家有名的医疗机构提供帮助。人工智能通过查找庞大的医疗书籍、论文和诊疗记录，找出适合患者的治疗方法，短时间内可以分析大数据，帮助医生做出准确的诊断。

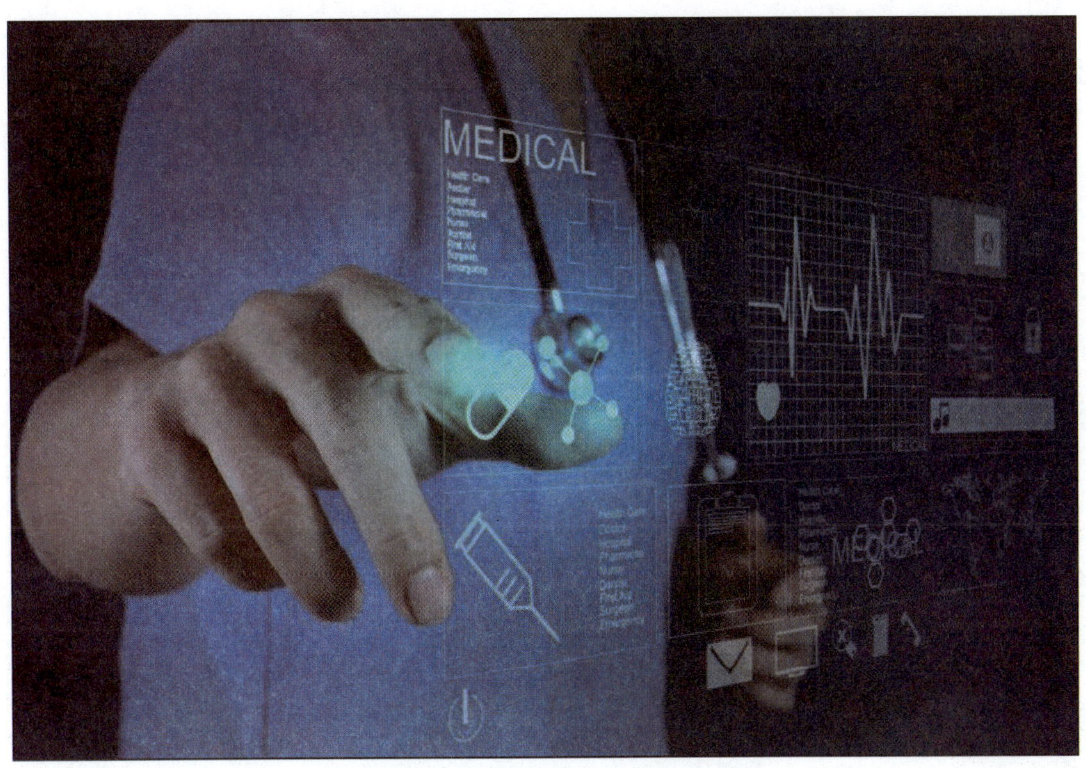

人工智能对医生做出医学判断具有很大帮助

同李世石九段对决的谷歌的人工智能程序阿尔法狗也已开始应用于医疗领域。据说，谷歌和伦敦大学的共同研究结果显示，初期应对效率提高了 37%，术后效率得到了 50% 的提升。医疗行为是处理人类生命的事情，因此最终做出判断的仍是医生。医生依靠人工智能，以准确的事实为根据做出判断，医疗水平将会进一步提高。

在以大数据为基础做出正确医学判断的机器人和经验丰富的内科医生两者之间进行选择，你会选择哪一方为你开具处方呢？请写下你的想法。

活动 2

掌握医疗行为的顺序

要想制定远程医疗的程序，就必须知道医疗行为是通过什么步骤来实现的。首先根据患者的情况，按照流程图浏览一遍，熟悉流程。接下来，我们一起来制作应对突发患者的流程图。

准备物品：活动材料 2- ①。

活动过程

什么是流程图？流程图指在各种需求决策的情况下，根据不同条件，将应当实行的各种事情用约定好的符号表达。它主要被使用在程序设计领域，这里只介绍了 3 种。

符号	名称	用途
□（矩形）	处理	各种运算，数据收发
→（箭头）	箭头	处理的方向
◇（菱形）	判断	判断条件进行选择分支

1 结合流程图观察。

根据活动纸的内容给以下情况的患者开处方。

在活动纸上根据流程图的流向用彩色笔或荧光笔画线。

最后在空格处填写亲友中的急诊患者，了解一下患者的具体情况。

患者	就诊情况	糖尿病风险	血糖检查	结果
A	初诊	高	实施	7.5mmol/L
B	复诊	一般	实施	6.0mmol/L
C	初诊	一般	实施	5.0mmol/L

活动材料 2-① **糖尿病患者的诊疗顺序**

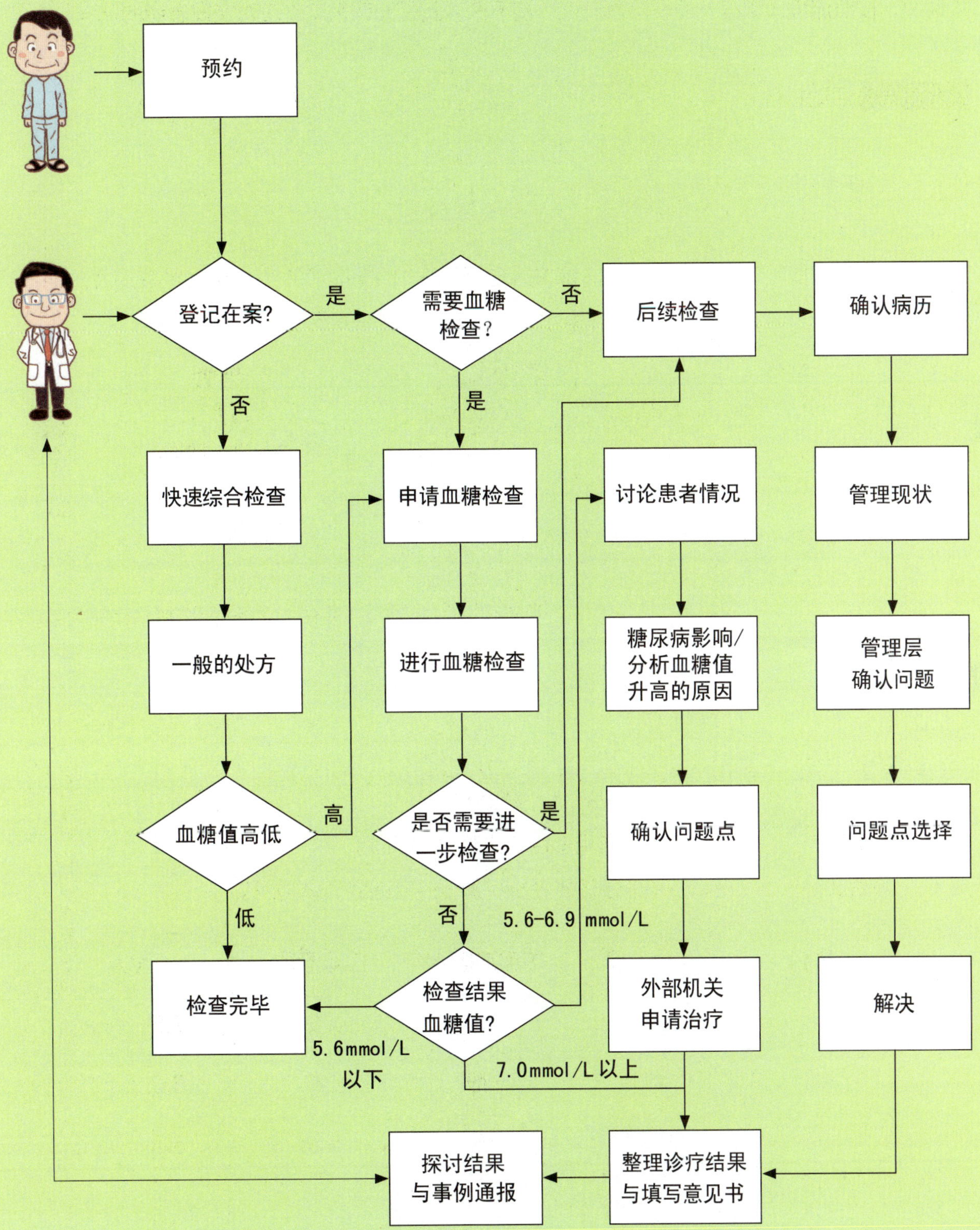

2

制作应急处理流程图。

下面是按照顺序依次写下的有关成人、青少年的应急处置要领。根据此内容，编写机器人（计算机）执行此命令的程序，可以快速确认命令的流向。

项目	内容
确认危险 (danger)	确认患者、目击者等周边情况并排除危险因素。
确认反应 (response)	同患者对话，确认患者的反应。能听到我说话吗？睁开眼睛看看！你叫什么名字？握紧手。
申请帮助 (send)	打电话或向周围人请求帮助。
确保呼吸顺畅 (airway)	用食指和拇指摁住患者的额头，使头向后仰，保证气管能够自由呼吸，并确认口中是否有异物。
确认呼吸 (breathing)	呼吸正常吗？ 是：令其舒适地躺下。 否：实行心肺复苏。
实施心肺复苏 (CPR)	30:2 的规则（30次胸部按压后进行两次人工呼吸）
开启心脏除颤器 (defibrillation)	在有除颤器的情况下，按照除颤器的说明书启动除颤器。

① 概括行动要领，区分此活动是“处理”还是“判断”。

项目	流程图的种类	
	判断	处理

② 标示开始和结束，并根据①的结果添加箭头，绘制流程图。

③ 在对方是儿童的情况下，弄清应该注意的事项。修整前面的流程图，添加有关儿童的内容。

项目	内容
启动除颤器	是否需要除颤器？ 需要 : 去颤一回后，实施心肺复苏 5 个周期。 不需要 : 继续实施心肺复苏。

Part 3 延长寿命的生物信息学

生物信息学的意义

生物信息学是生命工程学和信息工程学的合成词，是使用计算机和软件处理各种生命信息的科学，是收集、分析、管理庞大生物信息过程中不可缺少的一部分。

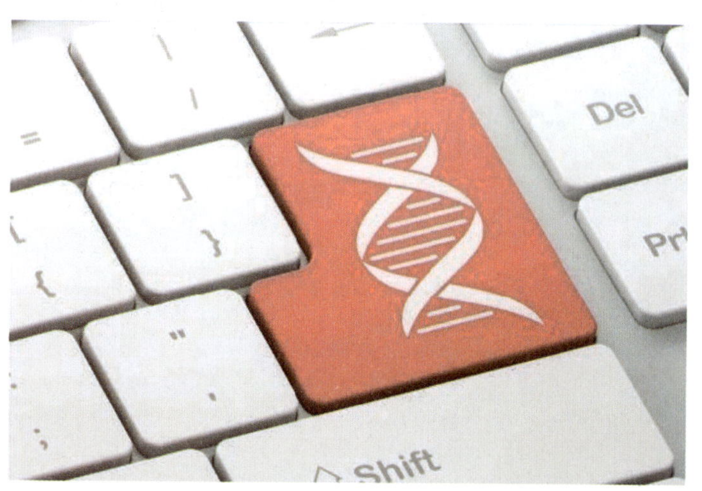

生物信息每天都在以惊人的速度累积。一个人的所有碱基序列累计约 30 亿对。科学家们为了解释携带人类所有遗传信息的碱基序列启动了人类基因组项目。

从 1990 年研究开始到 2003 年研究完成，人类基因组项目的研究已投入了大量的研究人员和数量庞大的资金。目前，一个人的全部碱基序列可以在一天内全部分析完成。不只是人类，动植物的遗传信息也是同样的。

DNA 的碱基序列中含有生物的遗传信息，然而知道这一点并没有太大的意义。以 DNA 的碱基序列为基础，生物体内如何生成多种功能的蛋白质，蛋白质的结构是什么样的，蛋白质和别的物质怎样反应，生成的蛋白质在人体内充当什么角色等大量的问题还有待我们去探究。

生物信息学的作用就是在如此庞大的生物信息中，只挑选必要的信息进行分析，并寻找这些信息的意义。仅以人类的能力来分析，显然信息量太多，因此需要借助于计算机科学。

生物信息学的应用

在人类携带的 30 亿对碱基序列中，制造蛋白质的部分只占 5%。如果灵活运用生物信息学，那么，就可以轻易地分辨出 DNA 上生成蛋白质的部分所在的位置。

查明蛋白质的结构和功能，也与生物信息学密切相关。特定碱基序列命令氨基酸（制造构成蛋白质的基本单位），在细胞内氨基酸们会相互结合，形成一种特殊的形态。形态不同，蛋白质的功能也不同。生物信息学家在探究蛋白质的构造和功能时，也起到了非常重要的作用。

生成的蛋白质在人体内充当什么角色也需要进行研究，这同样需要得到生物信息学的帮助。例如，被称为胰岛素的蛋白质流入血液中，会在人体各处引起各种反应。如果知道物质在细胞中会引起怎样的反应，就可以为制作新药提供帮助。生物信息学在抑制癌细胞和老化反应等与生命科学有关的研究中也有应用。

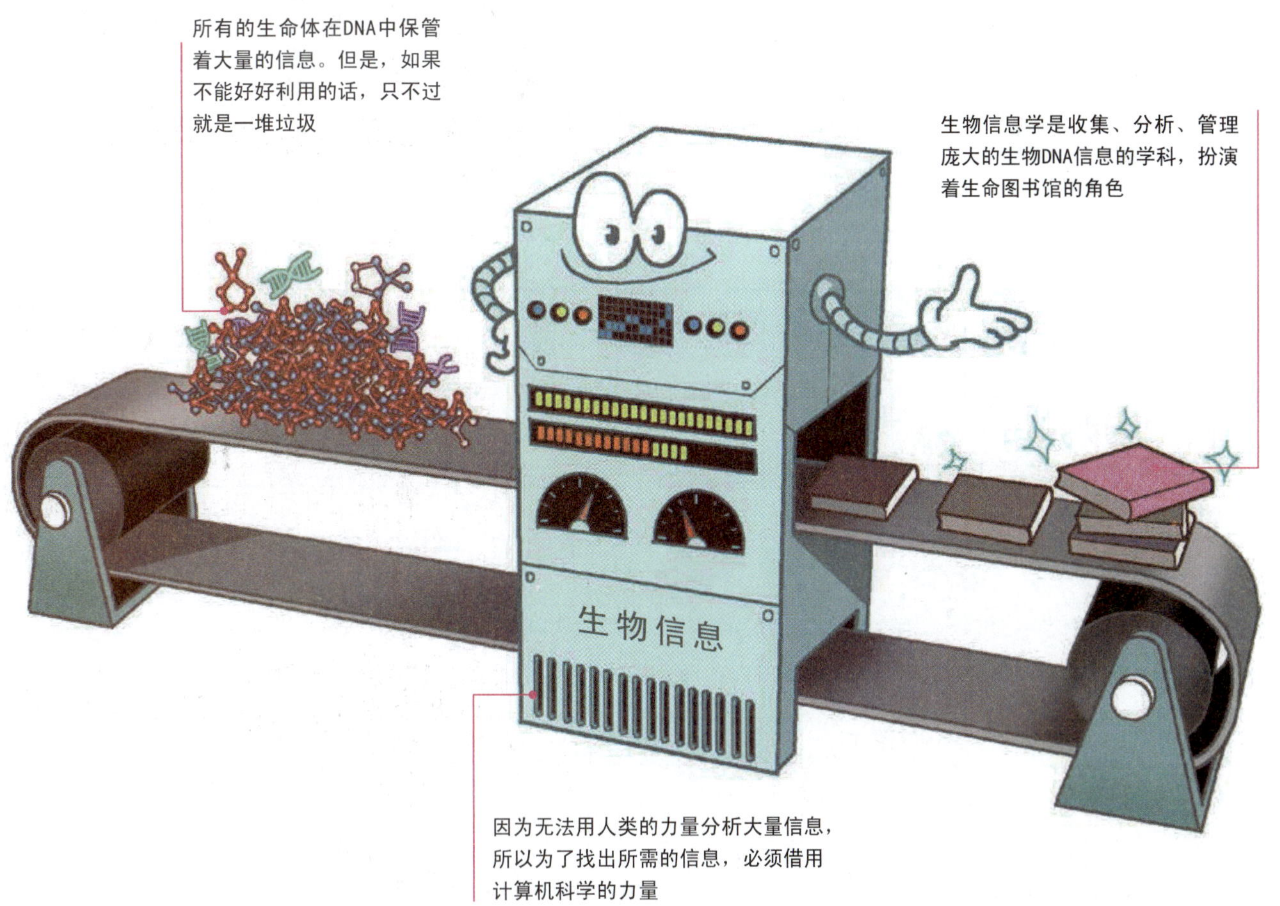

生物学纪要——生物芯片

将半导体电子回路聚集起来的小的基板，称为“半导体芯片”。同样的原理，把 DNA、蛋白质等生物分子结合起来的基板，叫“生物芯片”。在临床诊断中，如果想要检查出和癌症、艾滋病等疾病相关的基因突变问题，需要花费很多时间；但是如果使用生物芯片，就变得容易多了。

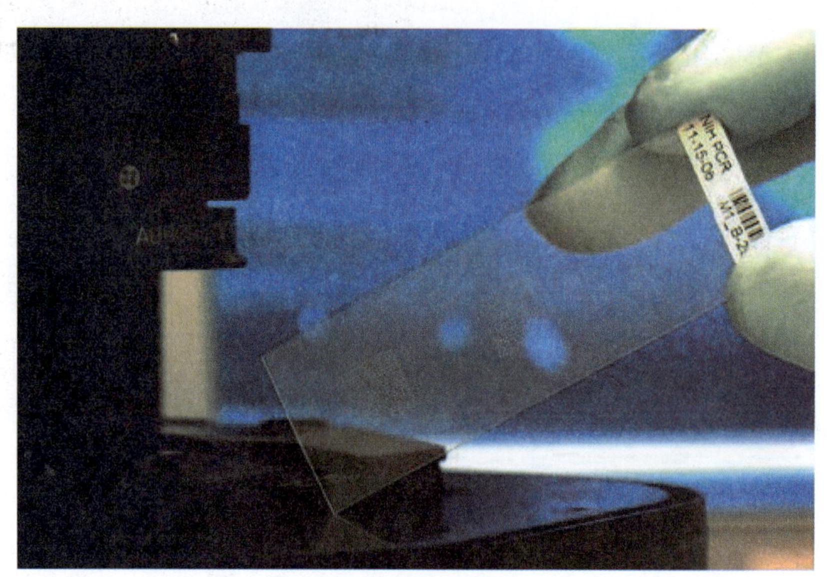

生物芯片实验室

生物分子具备的优点是 DNA 的信息储存功能和酶的分子识别功能，科学家们正在研究具备新功能的生物芯片。生物芯片结合生物信息学，可以快速方便地收集生物信息。

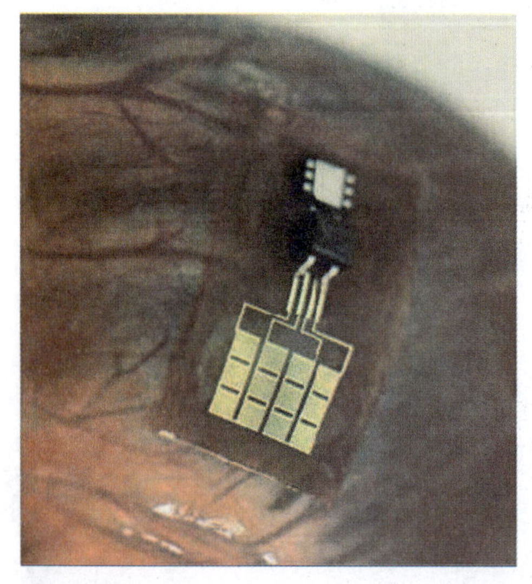

目前，用一种带 USB 插头的微芯片设备做 DNA 检测，只需 30 分钟就可查清你是否携带某种疾病基因，价格低至 20 美元。这种微芯片称为“芯片实验室”

芯片上的实验室——晶片实验室

晶片实验室是在芯片上精密排列生物传感器的诊断机器。最初开发的具有代表性的晶片实验室是妊娠诊断仪。只要一滴尿，就能当场确认怀孕与否，在当时是具有划时代意义的技术。现在的晶片实验室只要一滴血就可以知道患病与否。晶片实验室可以一次性分析各种样本并且携带方便，在世界性的科学杂志《自然》中将其比喻为“瑞士军刀”。

英国伦敦帝国理工学院教授、仿生技术中心主管克里斯·图马佐用微小的芯片实验室将电子、生物、遗传学和医疗护理结合在一起，研发出了多功能专用芯片。每个芯片功能专一，却各有各的用途，如一种芯片可以检测某人是否存在患Ⅱ型糖尿病的风险，而另一种芯片则能发现携带心脏病风险基因的人。检测只需提供一份 DNA 样本，用唾液或口腔擦拭样本，将其渗入一系列精细的半导体芯片上，再通过编好的程序，就可以完成复杂的测试。

芯片上的心、肝、肺

目前正在开发比晶片实验室更先进的“organ on a chip”。“organ on a chip”是结合电路和活细胞把实际器官的功能搬到芯片上的技术。例如，在效仿人类的肺制作成的“lung on a chip”中含有真实的肺细胞和毛细血管。肺部细胞像实际呼吸一样反复收缩和膨胀，血液在毛细血管中流动，运送氧气和营养成分。

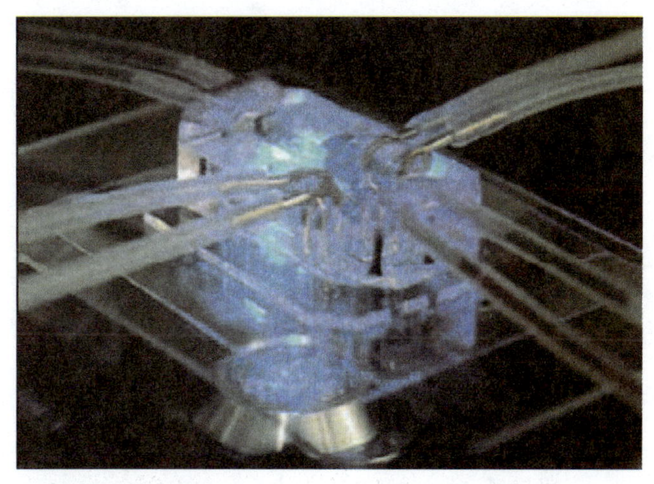

organ on a chip

制药公司对“organ on a chip”技术非常感兴趣。为了开发新药，必须以动物和人为对象进行毒性和安全性检测，但此事需要巨大的费用和时间。而用动物进行医学实验是医学界的长期困扰，在美国和欧洲等全世界范围内反对用动物试验的呼声越来越高，并且加强了对此的限制。在此种情况下，“organ on a chip”技术的应用，不仅减少了不必要的动物实验，也节省了大量的时间和费用。同时，用“organ on a chip”可以反复地在不同条件下进行各种实验。但是，因为是处理活细胞的工作，还有许多技术问题有待解决，所以，这种芯片被广泛使用还需要耐心等待 。目前，将人类所有器官都呈现在一个芯片（human on a chip) 上的研究也在积极推进。当然，这种新型的芯片想要得到广泛应用还需要一段时日。

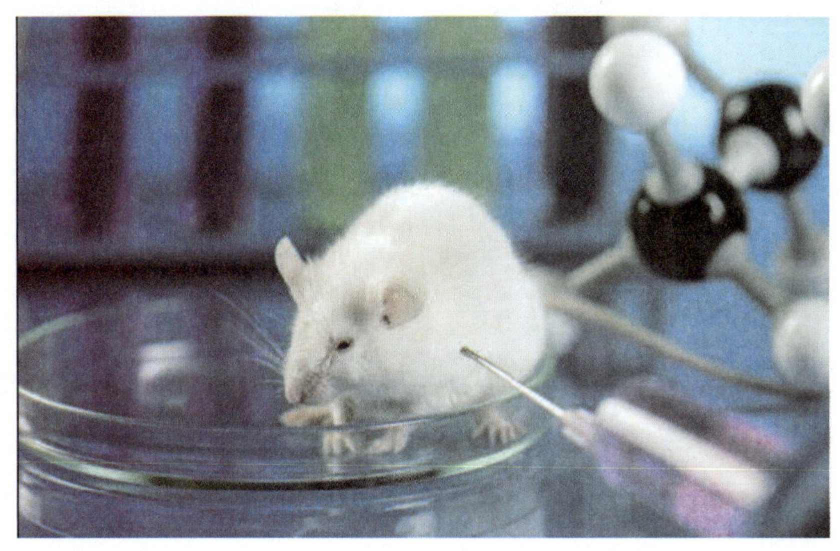

“organ on a chip”技术可能会取代存在伦理问题的动物实验

活动 3

查找特定 DNA

生物信息学是指利用计算机和软件收集并分析庞大生物信息的科学。DNA 中含有的遗传信息是生物的基础。虽然已经分析了人类的全部 DNA，但只发现了其中的一部分碱基序列的意义。下面让我们一起来制作查找碱基序列的程序。

准备物品： 安装有 Scratch 应用程序的计算机。

活动过程

1 活动任务。

任务
DNA 中有 A、G、T、C 4 种碱基。首先制造出具有任意碱基序列的 DNA；接下来，输入 3 个碱基序列，使用 Scratch 编写可以找出此碱基序列在 DNA 中部位的程序。

2 构思课题。

以怎样的顺序制作程序会比较好?

3 编程。

① 选择“上传背景文件”，并选择合适的图片，设置为背景画面。

② 点击“新建角色”中的“从角色库中选取角色”按钮，查找添加“pico”角色。

③ 为了储存要查找的值，建立 DNA 查找和 DNA 位置变量，为了提取 DNA 并把提取的 DNA 制作成目录，建立 DNA 提取变量和 DNA 列表。

④ 从 DNA 列表中随机提取 100 个 DNA 值。

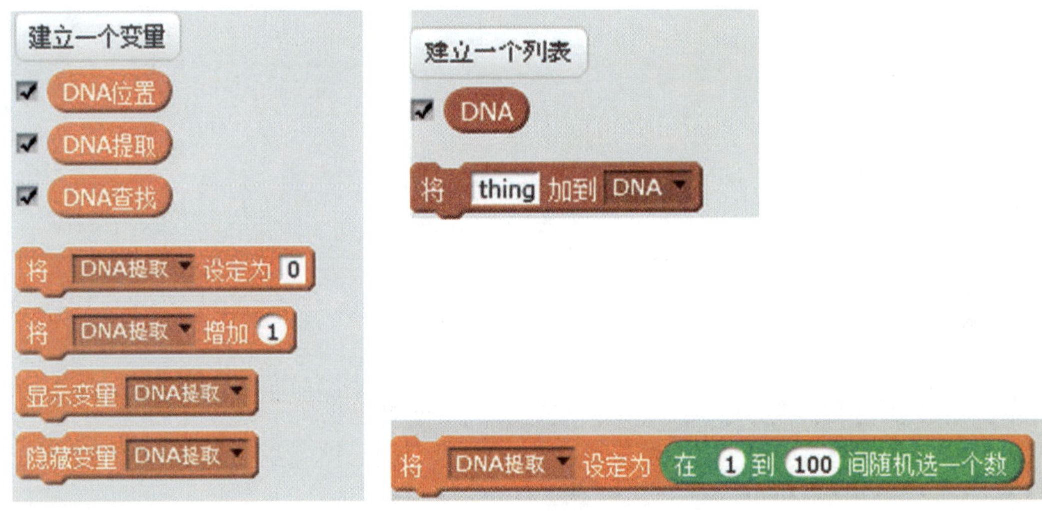

⑤ 根据条件把 A、G、T、C 的 DNA 值添加到列表中，并点击“pico sprite”，输入想要查找的 DNA。

```
当 ⚑ 被点击
删除第 全部 项于 DNA
显示列表 DNA
将 DNA提取 设定为 0
重复执行 100 次
    将 DNA提取 设定为 在 1 到 100 间随机选一个数
    如果 DNA提取 < 33 那么
        将 A 加到 DNA
    如果 DNA提取 > 32 与 DNA提取 < 61 那么
        将 C 加到 DNA
    如果 DNA提取 > 60 与 DNA提取 < 79 那么
        将 T 加到 DNA
    如果 DNA提取 > 78 那么
        将 G 加到 DNA
等待 1 秒
说 是否有想要查找的DNA?点击我 2 秒
```

⑥ 点击“pico sprite”，输入想要查找的 DNA 值并储存答案。

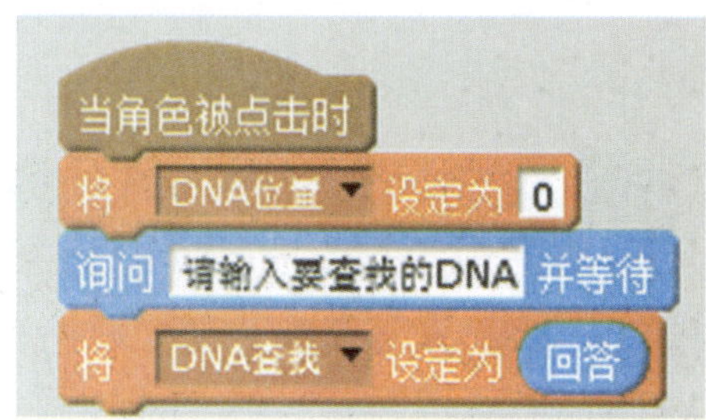

⑦ 点击“pico sprite”，查找 DNA。输入想要查找的 3 个 DNA 后，为了在列表中找出 DNA 的位置，将“DNA 查找”中输入的“答案”在 DNA 列表中进行搜索。找到相同的 DNA，回答“已找到”后，回答在列表中的“位置”，并且停止脚本。添加语言模块“无法找到”，在无法查找到相同的 DNA 时，回答“无法找到”。

⑧ 运行程序随意提取 DNA，输入想要查找的碱基，确认是否可以查找出来。如果存在错误，就进行修改。

⑨ 运行程序时的画面：

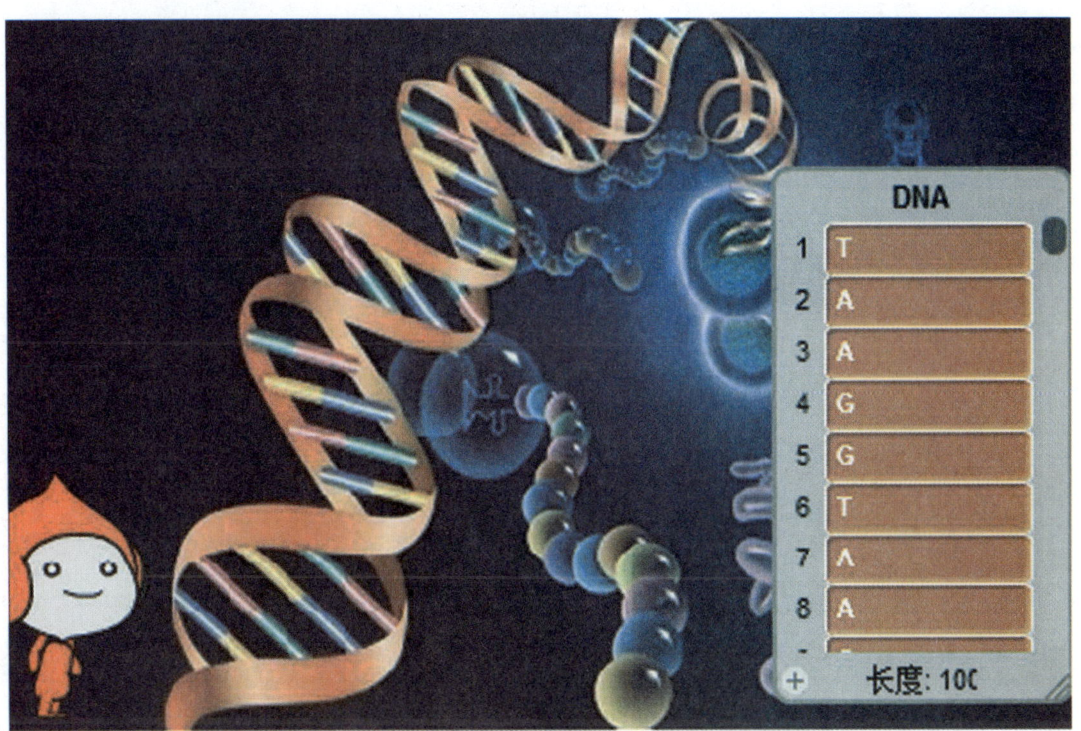

4 选择其中一种变更程序。

① 随机提取 100 个以上的碱基。

② 设计将碱基顺序更换为发色、皮肤色、眼睛颜色等，根据输入的值制作变换模样的程序。

5 活动整理。

简单写下参加此次活动的感想：

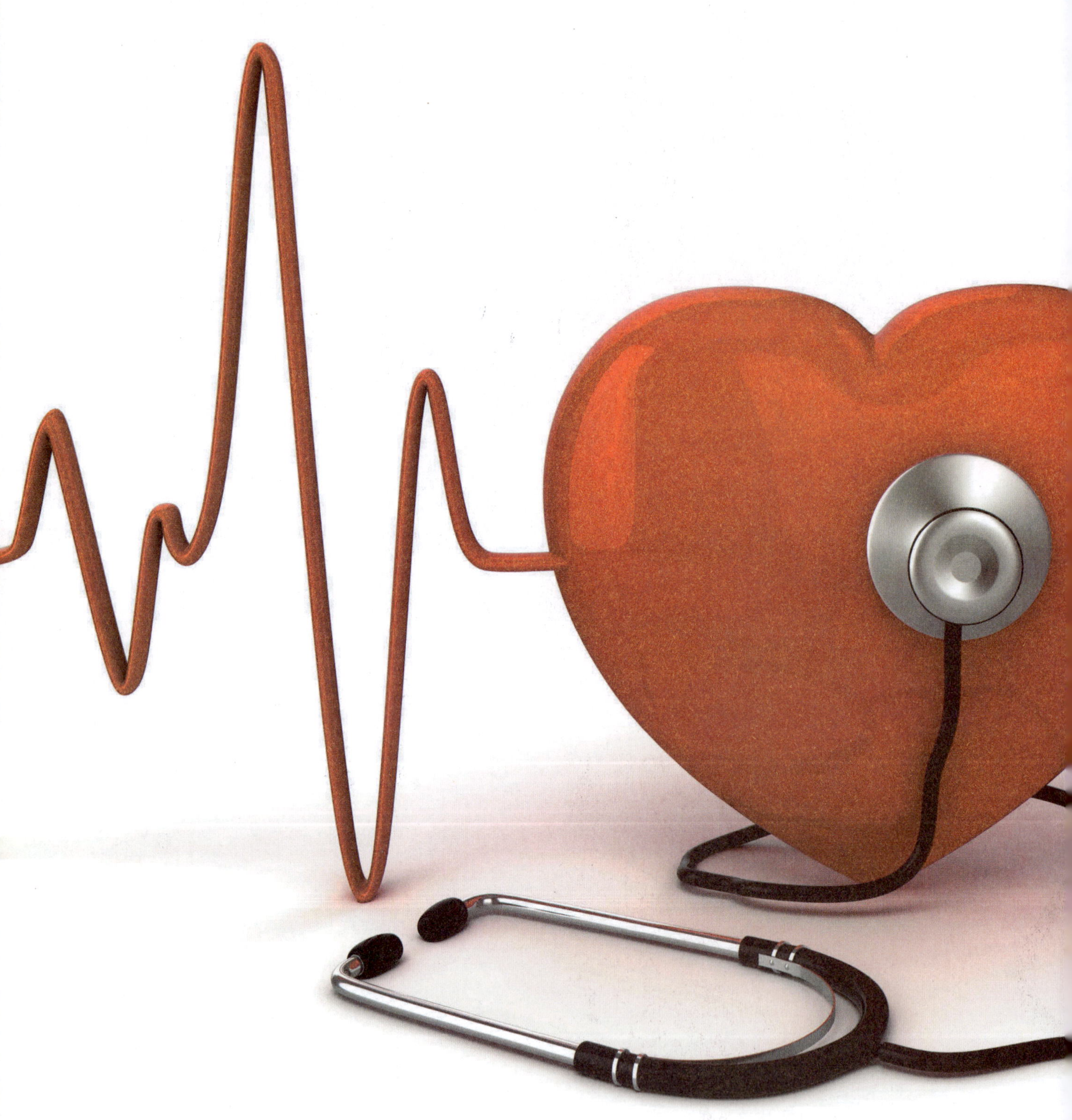

职业探索

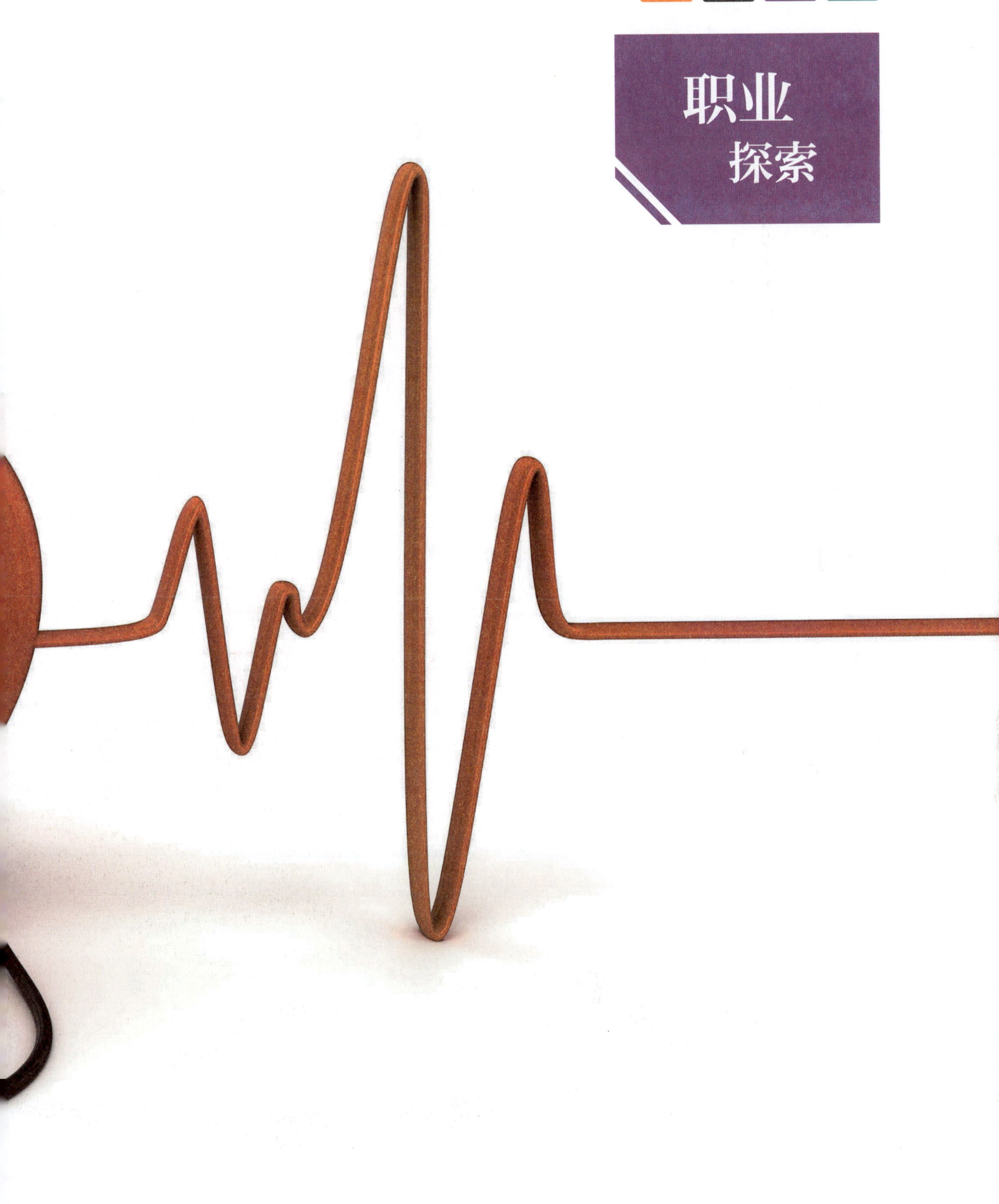

智能医疗专家

>>>>

智能医疗是结合医学和 IT 技术的领域。思考医生的职能：通过各种检查，诊断疾病并开出合适的处方，必要时进行外科手术或利用人工智能假体填充损伤的人体部位。医生的部分职能也可以由计算机替代，虽然是由医生做出最后的诊断，但计算机可以辅助医生做出正确的判断。若该技术成熟，很有可能会出现多种新的行业。

工作内容

- 开发测定患者健康状态的各种医用感应器。
- 开发把从患者处测得的数据通过网络远程传送给医生的技术。
- 开发能分析庞大的医疗数据，以便诊断疾病的人工智能程序。
- 使用精密的技术制作类似机器人手臂的医疗器械。
- 使用 3D 打印机技术制作类似人工器官、人工骨骼的人工造型。

相关职业

人工器官	人工器官研究开发员。
制药	新药研究开发员，细胞治疗研究开发员。
智能医疗保健	医用传感器研究开发员，医疗器械研究开发员，通信及保安专家，智能医疗保健研究开发员。

相关学科

医学
医药学
医疗工程学
机械工程学
计算机
工程学

因为智能医疗是医学和 IT 技术的融合，所以通过专攻其中一个领域，再结合另一个领域的方式，可以培养智能医疗从业人员的专业性。在医学传感器、智能医疗系统、医疗机器制作等方向，IT 技术专业的人员更加适合；在开发新药、分析大量医疗数据、人工器官等方向，医学专业的人员更加适合。只是这些方向的工作都无法独自完成，而需要其他领域专家的协助。

能力需求

- 对与医学、健康等相关的人体结构有兴趣进行观察。
- 具备能够快速掌握发展领域技术的学习能力。
- 具有对新事物的好奇心、探索精神，具备对问题的分析力和判断力以及解决问题的逻辑思维能力。
- 与其他技术人员或专家合作的情况较多，因此需要较好的人际交往能力和语言沟通能力。

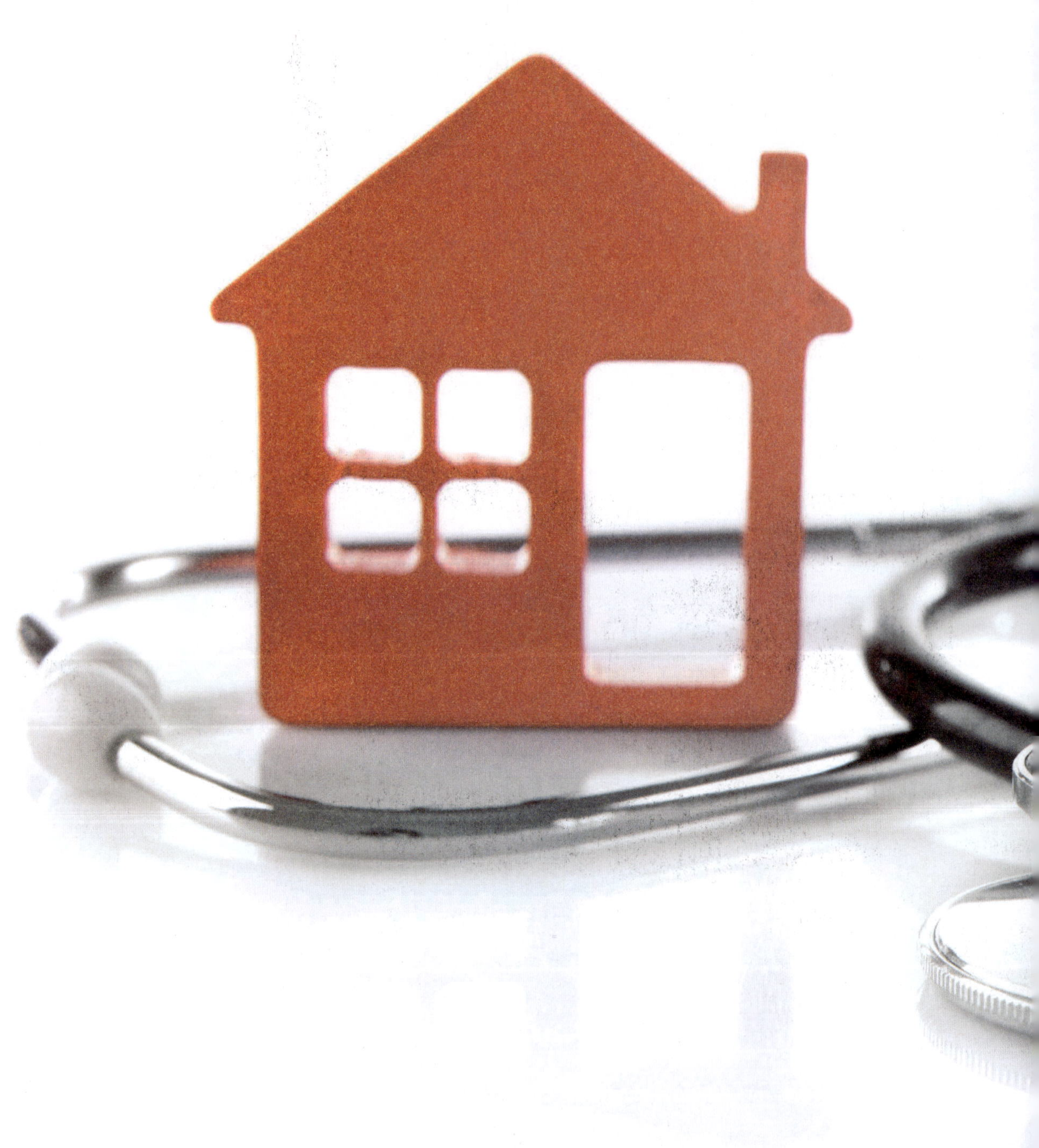

课外拓展

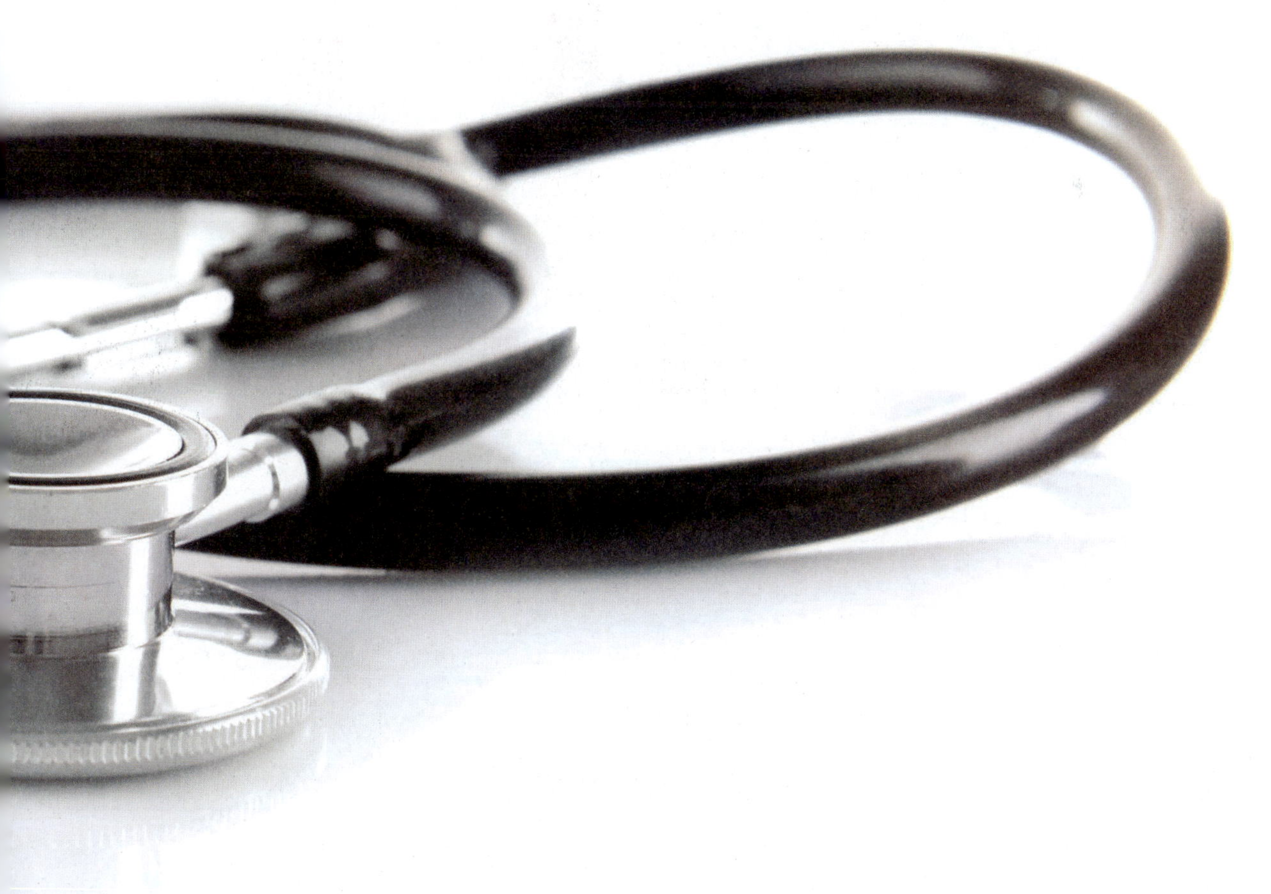

制作医疗用机器人手臂模型

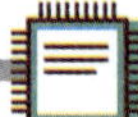

作品简介

产品功能

制作具有自由度的机器人手臂，体验医用机器人。

操作原理

组装零件制作机器人手臂。在固定好的自由度内使用机器人手臂移动物体。

产品图

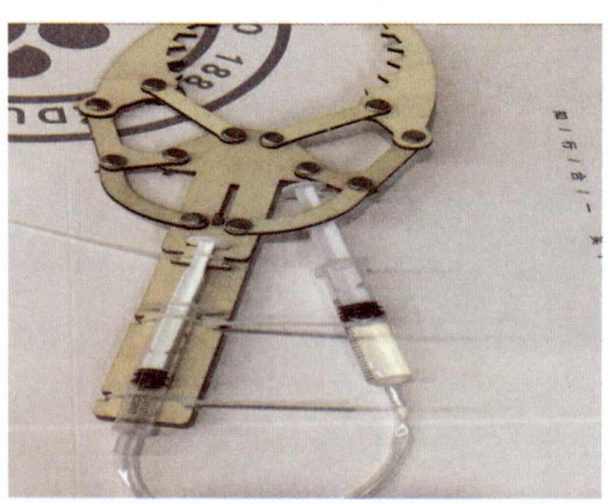

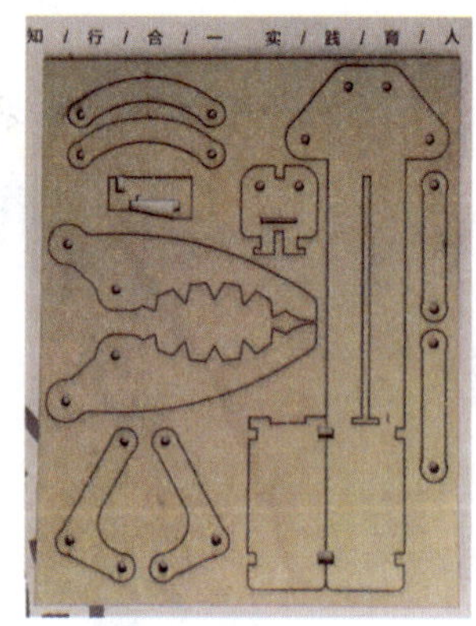

产品构造

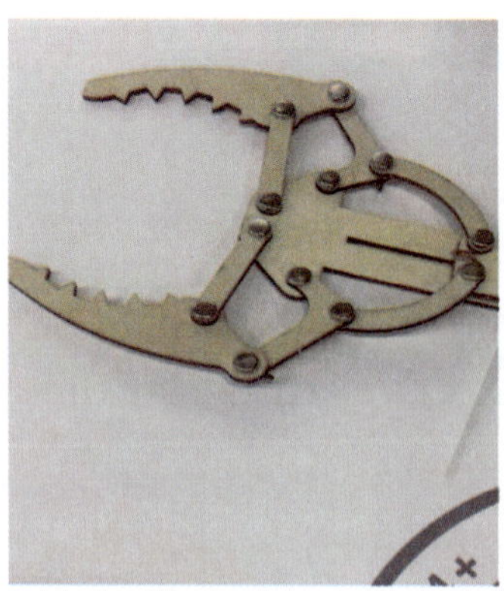

夹子部位

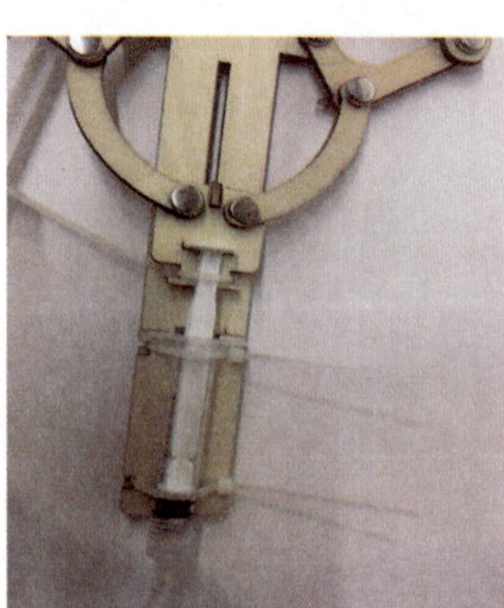

动力传达部分

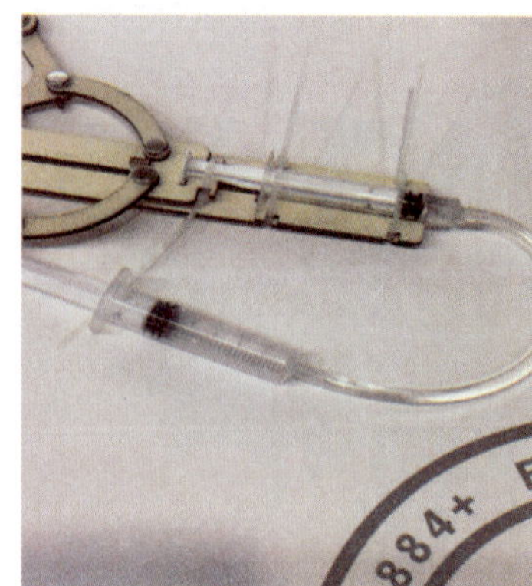

操作部位

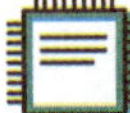

制作流程

制作时间

1 课时。

所需材料与工具

材料板、2 个注射器、扎带、两脚钉、硅胶胶管等。

制作原理

为了制作医用机器人手臂，理解自由度的概念。

利用链接做成的关节机器人，可以根据需要随意组装，可以调节链接长度和螺栓之间的距离，调节移动的角度。

注意事项

① 按照说明书组装零件。

② 工作场地禁止喧闹奔跑。

③ 作业中如有紧急情况发生应及时通知老师。

所需知识和技能

① 链接和自由度的含义。

② 机器人手臂动力的工程学原理。

③ 组合的方法。